がんばらないけどあきらめない

鎌田　實

集英社文庫

目次

第4章 死ぬことも失敗することもこわくない。人生なんてなるようにしかならないのだから

第5章　健康な体をつくろう、運が必ずやってくる

第6章　「がんばらない」けど「あきらめない」

第7章　幸せの鍵はつながること

がんばらないけどあきらめない

人生はむずかしい
けど簡単

がんばりすぎないこと
肩に力を入れないこと
あきらめないこと

ちょっと視点をかえてみた
世界は
生きるヒントに
あふれている
ことに気がついた

目の前にいる青い鳥を見逃さない

家族は、長野県菅平《すがだいら》で有名な蕎麦屋《そばや》を開いていた。広い畑に自分たちで蕎麦を育て、蕎麦の実を穫《と》り、挽《ひ》いて、美味《おい》しい蕎麦を打ち、評判を呼んでいた。

おばあちゃんが膀胱《ぼうこう》がんになった。すでに進行していた。はじめの病院で厳しい告知を受けた。治らないのなら緩和ケアを受けたいと思って、ぼくのいる諏訪中央病院へ二時間かけてやってきた。膀胱を切除して、腸を膀胱の代用にする大きな手術をすれば、治癒する確率はわずかでも、いい時間を長く過ごすことはできると思った。ゆっくり話した。二時間近く気持ちを聞いてあげた。

その後、諏訪中央病院の泌尿器科の先生の丁寧な説明を聞いて手術を受け入れた。手術は成功した。おしっこを溜める袋をぶらさげてはいるが、二年間元気に過ごした。

二〇〇五年の夏、おじいちゃんに黄疸《おうだん》が出た。肝内胆管がんで、すでに肝臓に浸潤していた。厳しい状況のなかで入院治療を行っていた。

自前の蕎麦の実を育てるのはもう無理だと、おじいちゃんはあきらめた。おばあちゃんはあきらめなかった。夫の代わりに畑に立った。お婿さんが運転する耕運機の後ろから、種をまいた。よい蕎麦ができることを祈りながら。

おばあちゃんは、もしかしたら最後の蕎麦作りになるかもしれないと、心のなかで思った。実にかしこい人だ。

行動的で明るいおじいちゃんが、この店の隊長のように思われているが、実は、家族のことも、店のことも、ヤンチャなおじいちゃんも、すべておばあちゃんの掌《てのひら》の上にあった。

家族の結束は固かった。二人の重い症状のがん患者を抱えながら、信じられないほど明るい家族だった。家族がみんなで分担して店を守り続けた。娘さんが二人の看病のため病院に寝泊まりし、お婿さんが店を守った。

蕎麦の実はうまくできた。お客さんたちの評判もよかった。おじいちゃんも元気になって仕事に復帰した。胆汁の袋をぶらさげている。夫婦とも進行したがんだったが、二人ともがんに負けなかった。尿の袋や胆汁の袋をぶらさげながら働き、生活を楽しんだ。おじいちゃんは以前、スキー学校の校長をしていた。最後のスキーになるかもしれないと、胆汁の袋をぶらさげて仲間と久しぶりにスキーもした。八〇歳近いおじいちゃんがスキー。かっこいいのだ。幸せさがしをこの本で行うが、生き方がおしゃれとか、生き方がかっこいいというのは大事なことのような気がする。

おばあちゃんが手術してから二年が過ぎた。いい時間だった。しかし、いい時間は長く続かなかった。再び、がんが暴れだしていた。肝臓、骨盤、腹膜に転移がおきた。痛みのため緊急入院となった。

痛みがおさまると、娘さんの手を握って話しだした。

「よく看《み》てくれてありがとう。お前が小さいとき店が忙しくてあまり構ってあげられず、ごめんな」

娘さんは、うれしかった。愛されていることが再確認できた。そして、母がいよいよであると自覚していることに気がついた。

おばあちゃんがぼくを呼んでいるという。部屋を訪ねる。大好きな「荒城の月」のCDを一緒に聴いてくれと言う。おばあちゃんと娘さんと三人並んで聴いた。「荒城の月」のバイオリンが流れるなか、おばあちゃんが静かに話しはじめた。

「先生に、私が作ったお蕎麦を食べてもらいたい」

「ぼくお蕎麦大好き」

ぼくも、おばあちゃんがいよいよであることを意識していることに気がついた。おばあちゃんが最後の力をふりしぼって作った蕎麦粉を使ったそばがきがふるまわれた。おいしかった。

二人はダンスが趣味だった。おじいちゃんとおばあちゃんでラストダンスを踊りたいと言いだした。病棟のスタッフがデイルームの飾り付けをした。二人は正装して「ラ・クンパルシータ」を踊った。よろよろしたタンゴだったが、決めるべきところはかっこよく決まった。踊り終わった二人はしばらく抱きあった。二人は泣きながら、ありがとうね、ありがとうねと言いあった。人間ってすごいなぁと思った。

亭主関白のダンナのはじめての「ありがとう」。おばあちゃんはうれしかった。二年前、あきらめないでよかったと思った。お店を守り続けられた。お婿さんに店をバトンタッチできた。大好きなおじいちゃんと夢のラストダンスも踊れた。死は近づいているけど幸せだった。幸せは身の回りにいっぱいころがっていた。畑を耕すこと、子どもを育てること、守ってきたお店の仕事、大切な人とのダンス、たったひと言の「ありがとう」。どれもこれも、あたりまえの生活のひとコマ。そのなかに幸せの宝物がつまっていたことに気がついた。

ダンスを終えたおばあちゃんの病室を訪ねた。

「こんなふうになっても、私は元気に生きているって示したかった。がんに負けていないって。同じ病気になっている人にも、負けないでって言ってあげたかった」。すごい言葉だ。

「いい家族って思っていなかったのよ。先生からいい家族だねと言われてはじめて、いい家族なんだと気がつきました。おかげさまです。けんかばかりするあたりまえの家族なのに。家族って不思議ですね」

おばあちゃんがぼくの手を握った。

「先生、ありがとね」

ぼくの胸がキューンとふるえた。

「ありがとう」が連鎖しているのだ。物やお金も大事だけど、どんなにたくさん貯《た》めてもあの世にもっていくことはできない。人生にはもっと大切なものがあるんだ。おばあちゃんの「ありがとね」のなかに幸せさがしのヒントがつまっていることに気がついた。
おばあちゃんはそれから一〇日後、穏やかに息をひきとった。
いい家族って青い鳥みたい。
目の前にあるのに見えない。気がつかない。でも、おばあちゃんは青い鳥を見つけた。

第1章 「勝ち」と「負け」の間に本当の幸せがかくれている

失ったものは、いつまでもクヨクヨ考えない
——ピンチから成功への大転換の生き方

左手のピアニストに会った。舘《たて》野泉《のいずみ》。世界的なピアニストだ。二〇〇二年一月、フィンランドでのリサイタル中に急に右手が動かなくなった。左手だけで演奏を終え、立ち上がってお辞儀をし、数歩歩いたところで床に崩れ落ちた。脳出血だった。五歳のときから弾き続けてきた膨大なレパートリーが脳出血の瞬間に、すべて消え去った。右側の片麻痺《かたまひ》がおきた。

右手の機能回復のためにリハビリテーションを夢中で行った。右手はなかなか

回復しなかった。ラヴェルの「左手のためのピアノ協奏曲」をすすめられた。でも、死んでも弾くものかと思った。動かなくなった右手にこだわっていた。障がいを受け入れるのには時間が必要なんだ。

あなたには文才がある。これからはゆっくりと執筆活動を続けるといい、と言ってくれる人もいた。余計なお世話だと彼は思った。本人が納得するしかないんだ。

あるとき、息子がブリッジ作曲の「三つのインプロヴィゼーション」の譜面をプレゼントしてくれた。左手の作品である。『ひまわりの海』（求龍堂）という本に、はじめて左手だけでピアノを弾いたときの思いが書かれている。

「音にしてみると、大海原が目の前に現われた。氷河が溶けて動き出したような感じであった。左手だけでの演奏であるが、そんなことは意識に上がらず、ただ生き返るようであった。手が伸びて楽器と触れ、世界と自分が一体となる。音が香り、咲き、漂い、爆《は》ぜ、大きく育ってひとつのまったき姿となって完成する。それまで、ピアニストとして戻れるのは右手が動くようになってからと思っていたが、音楽をするのに、手が一本も二本も関係はなかった」

この人の文章は本当に美しい。このときから、右手が動かないことを受け入れ、彼は舘野流の新しい生き方をはじめた。

彼の左手だけのピアノを聴いた。美しい澄んだ音色だ。とても片手の演奏とは思えなかった。脳出血になっても、伝える力は何も変わっていないはずだから、不思議でないといえば不思議ではないのだけど。やっぱり驚かされる。音に何層もの重なりがある。豊かなイメージを広げてくれる。

左手だけで旋律と和音を一緒に弾くなんて想像できなかった。「和音も旋律も左手一本にまとまることで音楽が見えるようになった」と舘野さんは淡々と話す。生きるための魔法の杖《つえ》なんて、この世にはない。それに近いものがあるとすれば何だろう。「ポジティブ思考」かもしれないと舘野さんから教えられた。

左手一本のピアノ演奏は両手の演奏とは別のもので、別の芸術だという。舘野さんに、まったく気負いが感じられないのがいい。無理していないのがいい。がんばっていないのがいい。「音楽ができる歓びですよ。またピアノが弾けることがぼくを幸せにしているのです」。今を大切にしているんだ。かつて、両手で世界を魅了したピアノを振り返らず、音楽が好きという今の気持ちを大事にしているんだ。新しい出会いにも、舘野泉はこんなふうに思ってしまう。

「私は先のわからないものが好き。危ないけど、ワクワクする」

やわらかな考えを持っている人は強いんだ。彼は左手のピアニストという新しい経験をドキドキしながら楽しんでいるような気がする。

しばらくの間は動かなくなった右手のリハビリにこだわっても、いつまでも失ったものにひきずられない。左手が動くんだ。動く左手を使って新しい人生を楽しむ。

でも、舘野泉は、時間をかけて、密《ひそ》かに右手の復活を目指している。右手に愛情を注ぎ、訓練をしているのだ。

自分のいけないところ、欠点を直すことも大事だけど、自分のいいところを伸ばすことが大事。子どもを育てるときもそうなんだろうなあ。部下を育てるときもきっとそうなんだ。いいところを見つけていいところを誉《ほ》めてあげて、伸ばしてあげる。これが大事なんだ。

お酒が強い。しっかり好きなだけ飲んでいる。おいしい物をいっぱい食べる。

心が消極的になっていない。心も顔もいつもニコニコしている。彼は物事を型にはめて考えるのが嫌いだという。こういう考え方が右手麻痺という危機的状況を乗り越える力になっているのだろう。

苦しみながら左手のピアニストとして、舘野泉は音楽界に復帰した。日本フィルに招かれ演奏した。フィンランドのラ・テンペスタ室内オーケストラと共演した。全国各地の演奏会で、今後のスケジュールは詰まっている。

脳出血になって、右手が動かなくなっても、「生きることが面白くなってきた」と言えるなんて、本当にかっこいいと思う。

幸せさがしのヒントがひとつ見えてきた。

大切なものを失っても、病気になっても、幸せを見つけることはできる。間違いない。欠点をひとまず横に置いて、長所を伸ばそう。

一〇〇歳になってもグラナドスの「恋する男達」を弾いて女たちをドキドキさせてやる。

舘野泉らしい言葉だ。いつか彼の右手が動きだすことを楽しみに待っている。女でなくて申し訳ないが、舘野泉のピアノを聴いてドキドキしたい。

優しさが一番
——日本一の営業マンになるコツ

すご腕の親子三人と楽しい食事会をした。ある生命保険会社の営業職員四万人のなかの特別に優秀な一〇〇〇人ほどを表彰する会に呼ばれて、講演を頼まれた。その年の最優秀営業職員は廣瀬《ひろせ》佳栄。彼女に会いたいとお願いしたら、実はその上にもっとすごいのがいると言われた。佳栄の姉の柴田知栄。佳栄の倍くらいの契約を毎年獲得する。この生命保険会社では、ナンバーワンの実績を持ち続けている。へぇーすげぇーと思った。さらに話を聞くと、もっとすごい人がいるという。なんだ、なんだ、もったいぶるなぁ。姉妹のお母さんだった。

柴田和子。二八年間連続、生保セールス日本一。前人未到で、ギネスブックにも登録されているらしい。

「佳栄さん一人でよろしいでしょうか」と聞かれて、

「いやあ、まるごと三人と会いたいな」とお願いした。講演の前に、三人と楽しい食事をさせていただいた。

ぼくが部屋に入ろうとすると、すっとんきょうな声が聞こえる。どうした、どうしたと思いながら部屋に入る。元気な普通のおばさんが出てきた。まるっこい体にまるっこい顔が乗っていて、なんともほのぼのとしているのである。

和子さんの名刺には、〝営業調査役〟という偉そうなポストが書いてあった。

「引退して後輩の指導をしているのでしょうか」。和子さんは、口から頭のほうへ抜けるような大笑いをした。

「私は別格なの。娘たちなんかに負けないわよ」

ぼくよりも一〇歳お姉さんだそうだ。すごい迫力なのである。実績でいうと今も一位だという。ピークの頃には、年間四〇〇億円の契約を取った。三〇年以上、新しい契約を取り続けてきたというから、なんだかお化けのような人である。

一九七〇年に生命保険会社に入社し、七八年に生保セールス日本一。アメリカのナンバーワンよりも和子さんのほうが、契約金額が多いという。

「まわりの営業職員はみんな、片手間のようにやっている感じがして、私が本気になれば、ナンバーワンになれると思った」

コツは何かと聞くと、〝優しくすること〟だという。

「私、人に優しいの。騙《だま》されても、意地悪されても、私、人に優しい。一つの契約を取るのに、最長で一二年かかったお客さまがいた。過酷な状況のなかを生き抜いた経営者たちが、私のことを信頼してくれるようになるまでじっと待つ。私は絶対に信頼を裏切らない。常にお客さまを大切にする。

たとえ契約が成立しなくても、嫌な関係をつくらない。また少し時期を変えてお訪ねする。生命保険って人生の選択なの。お客さまを幸せにしたいという、こちら側の気持ちをどう伝えるかが大事なの。契約が決まった後も、そのお客さまを大切にすることが大事。それがまた口コミで伝わる」

長女の知栄さんは、ぼくのファンだという。知栄さんは、大学で法律学を学び、その後アメリカに留学し、二年間、生命保険ビジネスを勉強した。

「生命保険のセールスってそう簡単じゃないと教えようと思って、私が契約できなかった一一の会社を、長女に挑戦させた。私がやってもできなかったんだから、そのうちの一つでも契約を結べたら誉めてあげようと思っていたら、三年ほどかかった契約もあったけど、次々に契約を成立させて、なんと七つの会社と契約を結んでしまった」と和子さんは話す。

「すごいと思ったのよ。この子にはこの子のスキルがあると思ったの。こんど最優秀の表彰を受ける次女は、ぜんぜん違うタイプ。じっくりお客さまの心をつかんで契約をする。会社の契約よりも個人的な契約のほうを得意にしている。お客さまの声を聞きながら、信頼を勝ち得て契約していくゆったり型。どちらのタイプが優秀、なんてない」

子どもたちを枠にはめないのがいい。次女の佳栄さんは言う。

「私はあまりこの世界には向いていないと思っていました。お客さまにアンケート調査をお願いして、目の前でゴミ箱に捨てられ、心が凍ってしまうことが何度もあった。だけど私も、お客さまの立場で忙しければ、そんなのに構っていられないだろうなと思うことができました」

なかなかすごい妹だ。母の和子さんは母性の人だと、娘たちは言う。

「私たちにとってもいいお母ちゃんだけど、多くのお客さまが、母の母親的なところが気に入っているのではないかと思います。母は、気がつかないところでお客さまを大事にしていますす。それに気づいたお客さまと、長いお付き合いがはじまるのだと思います」

この伝説的な三人の親子を見ていると、ＤＮＡというよりはむしろ、教育だとぼくは感じた。

これだけのカリスマになると、同業で働く娘たちに自分のカラーを植え付けようとするはずなのに、彼女にはその傾向があまり見られない。子どもたちの個性を大事にしている。個性を尊重するって、放任することではない。二人の違うタイプの子にこの母は違うことを教えた。すごいと思う。組織を相手にする子と、個人のお客さまを得意にする子。しかし、お客さまと接するホスピタリティの原点は同じだった。

自らも今も学ぶことを丁寧に繰り返し、娘たちにも学ぶことの大切さを教え込んできた。二人の娘にとって和子さんは、身近なすご腕のティーチャーなんだろうと思う。

楽しい会話だった。三人とも見事に笑顔があふれ続けていた。この笑顔も大きな商売道具なんだろうなぁ、とぼくは思った。

すご腕の営業マンになるコツは、ホスピタリティのような気がする。おもてなしの心である。おもてなしの心に必要なものは何か。相手に対する想像力である。その人が何を望んでいるのかをまず想像する力を磨くことである。そして、相手の思いに対する共感力を高めて、共感することである。

お客さまに「こういう商品がほしい」と言われたときに、「いや、それはもう時代遅れです、こういうほうがいいんです」と説明をするよりも、まず共感する。「そうですよね、お客さまの気持ちはよくわかります。そのとおり、さすがですね。その延長線上に最近はこういう新しい商品が出ています。こういう商品はいかがでしょうか」。結局、新しい商品をすすめているが、相手の思いにまず共感する。「そうですよね、同じ考えですね」と気持ちを同じにする、ここからスタートすると、一緒にいい物を選ぼうという共通意識が芽生えるのである。

どんな思考なのか、どんなことが好きなのか、どんな人生哲学を持っているのか、想像しながらその思いに共感すること、ここにホスピタリティの大事な要素があると思う。想像し、共感し、そして相手に対して何かをしてあげるために汗を流す。

結局、汗を流すということはいいサービスを提供するということで、すご腕の営業マンになるためには、相手に対する想像力、共感力、そしていいサービス、この三つが大切なことのような気がした。

幸せと仕事はとても深い関係にある。仕事がうまくいかないときは、なかなか幸せを感じない。幸せに近づくためには仕事を成功させたい。仕事をうまく軌道に乗せるコツがこのホスピタリティを持った保険の外交のおばさんのなかに隠れている。

幸せになるためには、相手に対する想像力、共感力が大切。これがあればあなたは一流の仕事人になれる。幸せにもなれる。

自分の仕事の売りモノをはっきりさせる
——業界ナンバーワンになる秘策

死にかけていた動物園が生き返った。動物がエキノコックス症に感染し、閉園の土俵際にいた。一九九六年の入場者数は、開園以来最低の二六万人。動物園は瀕死の重症であった。瀕死の動物園は、旭山《あさひやま》動物園。九五年、小菅正夫《こすげまさお》が園長に就任した。小菅正夫に会いたいと思っていた。旭川青年大学に講演に呼ばれ、講演の合間を縫って動物園に出かけた。小菅園長とは同い歳である。意気投合した。

小菅正夫が選んだキャッチフレーズは、「命を伝える動物園」。動物園の原点にこだわった。

ぼくが伺った日は平日で、しかも雨。にもかかわらず、一六〇台の観光バスが並んでいた。二〇〇五年度の入場者は、二〇六万人。上野動物園に次いで、全国二位の入場者数を誇る。

雪が多くて閉園していた冬も、開園することにした。冬の間、ペンギンの運動不足を解消させるため、檻《おり》から出して雪の中を散歩させた。これが評判となり、冬の来園者がどっと増えた。旭山動物園では、北極グマがドーンと水のなかに飛び込み、水中を悠然と泳いでいる姿を見ることができる。

北海道の海を代表する哺乳類のアザラシ。その展示施設もすごい。マリンウェイという垂直のガラスのトンネルが作られ、泳いでいるアザラシと対面することができる。アザラシがお客さんをじっと見つめる。アザラシの好奇心を上手に発揮させているのだ。アザラシもお客さんも共に楽しそうなのである。

ぺんぎん館には、水深五メートルの水槽がある。ペンギンが勇壮に水中飛翔する姿を、水中トンネルから見ることができる。歩く姿しか見たことがなかったペンギンの、新しい姿を発見できる。

オランウータンの空中散歩もすごい。樹上生活をするオランウータンの能力を生かすため、檻と空中遊技場をむすぶ高さ一七メートルのロープを移動できるようにした。オランウータンがイキイキしている。

動物が柵や檻のなかに閉じ込められていない。動物たちの生活習慣を徹底的に観察した。柵や檻がなくても逃げ出さないと見抜いた。動物の能力をできるだけ自由に発揮させてやることで、動物たちのストレスは減っていく。オランウータンが広島から移籍して一年も経《た》たないうちに、「モモ」という赤ちゃんが生まれた。これは珍しいことなのだ。動物は環境を変えられると、慣れるのに時間がかかる。よっぽど住みやすくなったとしか考えられない。

小菅園長は言う。

「動物園というのは、動物が生まれてから死ぬまで生活する場所なのです。これを幸せに生活させてあげられなかったら、ぼくらも辛《つら》いですよ」

動物たちの「行動展示」が評判になっている。

「サーカスやショーとは違うので、動物に無理やり何か芸をさせてみせたりはしません。全部動物の思いのまま。動物が嫌なときは動かなくていいのです。環境エンリッチメントにこだわって工夫した結果、動物が、楽しく生活するようになりました」

園長にさる山を案内してもらった。

「簡単にエサを与えてはいけないのです。簡単にたくさんのエサを与えてしまうと、病気になりやすく、弱くなります」

いろいろな仕掛けが施され、エサを採るためには努力が必要になっている。サルは賢いので、すぐにエサの採り方を身につけてしまうという。飼育係がまた新しい給餌器《きゆうじき》を開発する。サルと飼育係の闘いだ。

クモザルとカピバラのように、ちがう動物を共生させているのも面白かった。生き物は、お互いを気にしながら、お互いのエリアを侵さないように、上手に棲《す》み分けをするという。小菅園長は言う。

「動物が生まれることも、そして動物が死んでいくことも、すべて見せてあげたい」

この動物園では死亡告知の看板を出す。

「命を伝えるということは、初めから終わりまでを伝えることですから、そこから逃げてはいけません。死というのは、誰にとっても悲しいことだけど、直視しなければいけないことです。死を展示したのは、世界でも当園がはじめてかもしれません。動物が病気になると、千羽鶴が届いたりします。動物が死ぬと、供物《くもつ》や手紙が届きます。子どもたちはみんな命を愛《いと》おしんでくれる。すべてを隠さなくていいのです」

一年に何回来てもいいように、動物園パスポートを作った。何回来ても面白いようにした。人間は一生の間に三回動物園に行く機会があると、小菅園長は言う。子どものとき親に連れられて。親になって子どもを連れて。そして三回目は、孫を連れて。ぼくがまさにその三回目のときだ。だけど三回だけではなく、三〇回でも行ってみたくなるような動物園を目指してきたと言う。すごい男である。

「伝えるべきは命の輝き」と再び小菅正夫は繰り返した。

旭川市の発表によると、一九九六年から二〇〇四年まで施設整備に二九億円余りのお金が投入され、入園料や市全体への総合波及効果は一九三億円に達した。投資額の六倍以上の効果を地域に生み出したことになる。

「波及効果なんてくだらないですよ。動物園のスタッフの一人ひとりが、動物の習慣や特徴をつかみ、今までの発想に縛られず、子どもたちにどう命を伝えるかの一点を目標にかかげながらやってきただけ。もっと楽しい、もっとイキイキとした動物園を作りますよ」

小菅園長は組織の目標を明確にした。死に体から生き返る方法がわかった。

目標を明確にすることが、死に体から生き返る方法として最も大事だと思った。また、たくさんのお客さんに入ってもらうためには、動物のイキイキした姿を見てもらうこと、そのためには動物園はどうあるべきかということを彼は考えた。動物園の動物そのものが大切にされ、イキイキしているということが大事だと思った。そして、一回来た人がほかの人に口コミで、「いいぞ、面白いぞ」と言ってくれるような場所にしようと思った。そして、一回来た人がまた来たいと思うような場にした。一回来たら終わりという今までのスタイルではなく、繰り返しここへ来たいと思わせることに、成功したのである。ホテルでもレストランでも商品を売る営業マンでも同じ。商品を売ったら終わりではない。そこから、お客さまがサプライズや感動をして、口コミの発信源になってくださるようにどう仕掛けをするか。次のお客さまを紹介していただくための物語が必要なのだ。数年後に、再び新しい商品を買っていただくために丁寧なおつきあいをする。自分の仕事をよく観察して、売りモノはなにかをはっきりさせる。そこに物語をつむぐ。実践する。汗をかく。ひたすらに努力する。物語はいくつか重なると伝説となる。こうやって、その業界のナンバーワンは生まれるのだろう。幸せは結果としてやってくるのだ。

挫折しても病気になってもかっこよく生きる
――あるがままの自分で勝負しよう

「ベルサイユのばら」のオスカル役で宝塚の黄金時代を築いた安奈淳《あんなじゅん》さんと神戸で食事をした。原っぱみたいなところを通りぬけて、レストランを探した。普通の住宅のような佇《たたず》まい。道路から見えない、隠れ家のような店だ。まるで秘密基地である。こういうのが好き。何が出てくるのか考えるだけで、ワクワクしてしまう。

ぜんぜん中華料理の店っぽくない中華料理の店。入るとすぐにお勝手がある。テーブルがいくつか置かれている。シャレた表現をするならば、今流行《はや》りのオープン・キッチンということになるのだが、正直に言うと、お勝手の土間に、テーブルが置かれている感じなのだ。最後にお好み焼きが出てくる。おかしな中華のフルコース。しかし、すべてうまかった。お世辞抜きでうまい。

食べものにも感動したのだが、横に座っているスター安奈淳が、この空気にピッタリはまっている。安奈淳という役者は不思議な空気を持っている。人間はかっこなんかつけなくていいと言う。一流のレストランにいてもエレガントで、もちろん絵になるが、おいしさだけを追求した、あまりきれいでない食堂でも絵になっている。体裁にこだわらない人間なのだ。かっこつけない、かっこよさがある。

さらに感動したのは、安奈淳の食べっぷり。とにかく豪快。こんなに食べて、なんでこんなにスマートなのか。彼女は膠原病《こうげんびょう》で死にかけた経験がある。奇跡的に助かったが、治療のためにステロイドを飲み続けている。この薬は膠原病の特効薬なのだが、肥満を引きおこすことが多い。ムーンフェイスといって、満月のような顔になってしまう。しかし、安奈淳は小顔の美人なのだ。見えないところでものすごく努力しているのだろうと思った。そっと聞いてみた。毎日、一時間歩き、腹筋一〇〇回。宝塚時代と同じ体重四七キロが維持できているという。奇跡に近い。

ある女性誌で、どなたかと対談しませんかと言われた。すぐに安奈さんの顔が浮かんだ。蓼科《たてしな》で昼食をとりながら対談をした。相変わらずよく食べる。「朝起きて、トイレに行き、パジャマから洋服に着がえるときに、パンツひとつになって体重を測るの」と安奈淳。ぼくも、カマタ流がんばらないダイエットなんて言いながら、トマト寒天にこだわっている。体重を常に気にしている。ぼくもパンツ一丁で、体重計に乗りますと大笑いした。

竹を割ったようにスカッとしている。ぼくがイラクの白血病の子どもを助けたいんだと話していたら、涙を落としはじめた。翌日、ぼくが理事長をしている日本チェルノブイリ連帯基金に安奈淳から思いもよらぬ大金が振り込まれた。体型はスリムなのに、気っぷは太っ腹。とにかく半端な額ではなかった。

私、舞台の仕事をいっぱいしてるけど、ぜいたくしないから、そのぶん、人の役に立ちたいのよ。肩に力が入っていないのがいい。病院を案内したとき、サンルームに患者さんの図書室をつくっていると話したら、二日後には、ダンボール二箱分の本が送られてきた。こういう人なんだ。美しいとか、プロポーションがいいとか、歌がうまいとか、病気に負けなかったとか、いっぱい魅力にあふれているが、なんといっても最大の魅力は、人間的な心の美しさだと思う。一緒にいて気持ちがいい。

膠原病の治療中、投与されたいくつかの薬で、うつ状態になったことがある。

安奈さんは自殺願望におそわれた。人間嫌いとなり、孤独になっていく。悪いサイクルを断ち切ってくれたのは、「歌を教えてほしい」という隣人のひと言だった。自分を必要としている人がいることが、うれしかった。人間って自分が存在する理由が欲しいんだ。

徐々に元気を回復し、舞台に復帰した。病気をして、たくさんのことが変わったと言う。以前は見えていなかったものが、見えるようになり、何が大切なのかわかるようになった。一度死にかけて、死ぬことがこわくなくなった。病気をして、人に優しくなれるようになった。歌も自然に歌っているだけなのに以前よりもたくさんの思いを伝えることができるようになった。重い病気をして、生まれ変わったような気がすると言う。安奈淳は苦難のなかから生き方のコツを見つけたに違いない。安奈淳は今が旬。ぼくは人間安奈に首ったけ。

安奈淳のすごいところは、あるがまま生きているということだ。太っていることを洋服で上手に隠すのではなく、実にスリムな体をつくり上げている。心の周りにも装飾品を置いていない感じがするのだ、生一本《きいっぽん》という感じ。

安奈淳とは同じ団塊の世代。飾らないところが相手を疲れさせない、だから気が合う。一緒に麻雀をしても面白いのである。気遣いをしないで放っておいても一人で本を読んでいられる人なので、蓼科の温泉に遊びに来ても、こちらが時間の取れるときにふっと行っておしゃべりをし、おいしい食事を食べ、麻雀をし、あとは放っておく。

大きなコンサートで歌い続けたり、マヌエル・プイグ原作の「薔薇の花束の秘密」という、せりふの多い二人芝居をしたり、挑戦をしまくっている。「この歳でこれだけのせりふを覚えるのはきっと大変だっただろうな」と思いながら、ぼくは演劇のなかに引き込まれていった。芝居がはねて楽屋を訪ねると、「あっ、鎌ちゃん、来てくれたの」とうれしそうにハグをしてくれる。難病をまったく気にしていない、病気に負けていない、明るく前向きなのだ。飾らずにあるがままに生きていることの強みかなと、ぼくは思う。

勝ち組にならなくてもいい。村上ファンドの村上さんも、あのホリエモンさんも勝ち組になったけど幸せになったのかなあ。幸せってなんだろう。幸せをさがしてみたいと思う。幸せになるヒントが見つけられたらいいなあと思う。

勝ち組にならなくてもいい。でも負け組になってはいけない。人生に負けてはい

けないのだ。幸せは「勝ち」と「負け」の間にあるような気がする。

人生に負けないためにどうしたらよいのか。

次章で考えてみよう。

第2章 人生に負けないためには発想を変えればいい

いきづまったときは発想の転換をしよう

セカンドオピニオンを希望する患者さんが多くなった。全国からやってくる。三九歳のある県の高校の先生がセカンドオピニオンを受けに来た。脳出血で倒れて二年たつ。右完全麻痺で、重症である。有名な病院の脳外科で治療を受けた。そのあと、リハビリ病院を転々とした。なかなかよくならない。現在は車椅子生活。休職期間が長くなったので、学校から辞表を書くように暗にプレッシャーをかけられている。辞表を提出する前に、ぼくの意見を聞きに来た。

「二年間、よくがんばってきたね。残念だけど、これ以上よくなれないでしょう」

　正直に伝えた。

「覚悟してきました。よくわかっています。どこの病院でも同じことを言われました」

　彼はうなだれて答えた。

「でも……、辞表を提出してはダメ」

　ぼくの言葉に彼は、怪訝《けげん》な顔をした。

「あなたは動かない右手足に、二年間こだわってきました。精いっぱいの治療をしてきましたが、右手足は動きません。でも左手足は動くのです。車椅子で学校に復帰しましょう。障がいに負けないで生きるあなたの生きざまが、生徒に何かをつたえるでしょう。倫理や道徳の授業より効果があると思います。授業は車椅子で教えられるよ」

　がんばるのが好きな人ほど発想の転換がしづらい。歯をくいしばって、がんばってがんばって人生の道をせばめてしまう。がんばらないけどあきらめないのが困難や病気に負けないコツ。

不思議な陶芸作家がいる。難病に負けない男。彼の作品は石のように硬く、カチカチに焼きこまれている。高温で焼くうちに多くの作品が傷つき、陽《ひ》の目を見ずに大地に還《かえ》っていく。土をねかせ、土を押し、土をもむ。大地と格闘し、彼は土に命を吹き込む。土に戻るのを免れたわずかな作品は、不思議な存在感を漂わす。玄焼《げんしよう》という彼独自の技法は、現代では失われてしまった太古の闇を彷彿《ほうふつ》させる。

野本希望《のもときぼう》は信州の坂北村（現筑北村《ちくほく》）にある清長寺という廃寺をアトリエにして住んでいる。マイオトニック・ジストロフィー、筋緊張性筋萎縮症という難病を一五年程前にぼくが、診断した。東京での個展も成功し、これから世に出ていくという矢先であった。筋ジストロフィーという、陶芸家にとっては大きなハンディを背負いながら、彼の作品はますます優しさを増した。器に生じるひずみは不思議ないとおしさを生みだした。病気が進行した彼は、一切、カタチにとらわれるのをやめた。あるがままを大事にした。

手足の筋肉は急速に萎縮してきた。手はもう、肩より上にはあがらない。おにぎりを口にいれるのに肘を膝で押しあげて、手を口まで持っていく。残されたわずかなすべての筋肉を利用して、みそ汁のお椀をこぼさずに口まで運ぶ。奇跡的

な技術を見せつけられたような気がする。彼の肉体はどんどん不自由になるが、
感性はますます自由になっていくという反比例がおきていた。

アトリエから里山を仰ぎみながら、霊と語らい、自らの感覚を研ぎすまし、暴力的で人工的な近代文明と対峙《たいじ》し、母なる大地の囁《ささや》きに耳を澄ます。

「病気はどんどん重くなってきた。大きな作品を作るときは、支えてくれる人が必要になった。時には、支えが来るのをじーっと待つ。待つことで何かが変わりだした。作品は使いやすさだとか、きれいさとかが飛んでしまった。すべてのこだわりが消えていった。不自由さが新しい自由さを生みだしているのかもしれない」

発想の転換がすごい。体は不自由になっても、感性は前よりも自由だと言いきるところがすごい。

祈りそのもののような野本希望の作品を多くの人に味わってもらいたいと思った。ぼくが院長をしていた六年前まで、毎年行っている病院の開院記念式典で長期勤続のお祝いとして職員に彼の器を贈ってきた。ちょっとしたことで壊れる器のはかなさは、どこか、人間の命のはかなさに似ている。

同じ顔をした作品はひとつもない。ひとつずつの器がそれぞれの顔をもってい

る。ちょっとぐらい欠けても、それが個性となって、いとおしくなる作品が多い。不治の進行性の病のなかで、彼がどのように病気を受容し、生きて作品を作り続けようとしているか、彼の作品がたくさんのことを語ってくれているように思う。

以前、女優の南田洋子氏が語った。「彼の作品は、地球の破滅を知っている。そして、最後まで、優しく静かに自然を愛し、人に、安らぎと生の素晴らしさを教えてくれる。だから、私は好き」。筋ジストロフィーと闘いながら、力強く生きている野本は、苦難のなかであきらめない生き方を見事に実践している。いよいよ歩けなくなった。それでも野本希望は、がんばらないけどあきらめないで、絵や文を書きながら、ニコニコと生きている。

具合の悪いところや欠点を見すぎないことである。

欠点を直せば良くなると普通は考えるが、欠点を直すことが難しいとき、欠点をそのままにして長所を伸ばす、良いほうを伸ばして生き抜くという発想の転換が必要だろう。

いつか病気をする、いつか交通事故に偶然遭うかもしれない。人間はいつか年をとる。体が不自由になることがあるかもしれない。体が不自由になっても、自由に生きることはできるのである。
体の不自由さは、その人の生きる自由を束縛はしない。発想を変えればいいのである。
その不自由さを逆に魅力にして生きる方法もあるのだ。発想の転換が大事。

生き方はひとつではない
――ゴールへ向かう道はいくつもあるはず

間違いのない事実だ。介護がわが身にふりかかる日がいつか来る。誰にでも。それは突然やってくる。

病に倒れて自らが介護される側になる場合もある。身内が倒れて介護する側になることもある。日本は世界一の長寿国になった。人類の長生きしたいという夢を日本は達成した。長生きを心から喜べるようにするためには、介護問題を解決しないといけない。

あたりまえに毎日生活をしていたのに、脳卒中のような病気のために、突然、生きるのが難しくなることがある。その人がその人らしく生活するために、生きるってなんだろうかと考えてみた。生命を保つこと。生命を維持するために、生計を立て、生活を営み、次の世代に命を託すこと。介護が必要になっても、生きる中身が変わるわけではない。

真屋《まや》順子さんが二〇〇〇年の暮れに、脳出血で倒れた。一大ブームを巻き起こしたテレビ「欽ちゃんのどこまでやるの！」の欽ちゃんの奥さん役。さわやかで、しかもどこかピントがずれていて、放っとけない感じがした。好感度の高い女優さん。俳優で演出家の夫、高津住男《たかつすみお》さんが率いる劇団「樹間舎《きかんしゃ》」の看板女優だ。

真屋さんの夢だった女優の元祖「出雲の阿国《おくに》」を演じ、嬉《うれ》しくて、忙しくて、大変だったときに脳出血で倒れ、左片麻痺をおこした。五八歳のときだった。まじめで、がんばり屋だった。

倒れたのは舞台で朗読をしようとしているときだった。まじめな真屋さんは、リハビリを懸命に行った。半身不随は女優生命の終わりなのだろうかと自問しながら、苦しいリハビリに耐えた。

家のことは何もしなかった夫が、家事にも、真屋さんの介護にも、汗を流してくれるようになった。再び女優として車椅子で舞台に立った。

「不自由な体の私に合わせて夫が脚本を書き直してくれた『出雲の阿国』の上演。動くのは右手だけ、声も以前のように、張りがない。でも、女優真屋順子は車椅子のこの姿で、女優であり続けたいと思います」。相変わらずさわやかな顔をしている。

「病気は私の意欲をちっとも奪うことはありませんでした」。すごいと思う。しかし、再び病魔が襲う。二〇〇四年四月、脳梗塞《のうこうそく》に倒れた。ろれつが回らなくなった。食べ物も、飲み込みづらくなった。底をなめた。

「まいった」

夫は思った。妻を見ると、痛々しくて腫れ物にさわるような感じがした。

「夫にすまないと思った。夫の顔を見るのも嫌になった。何もかも嫌だった」。妻も辛かった。

底つき体験が考え方を変えた。いつまでもがんばりすぎたことを後悔しても仕方がない。真屋順子は不屈だった。優等生でいることをやめた。

夫もがんばらない介護に変更した。長続きさせることが大事だと思った。介護にヘルパーを利用することを決めた。「なるようになるさ」と考えるようにした。ユーモアを忘れないよう努めた。どん底に落とされた気分になったがへこたれなかった。

夫と二人三脚でリハビリをして、舞台に復帰した。

夫婦で考えた。治ることにいつまでもこだわるのではなく、現実を受け入れて、生きるために新しい道をさがそうとした。

「無理をしないで、自然に、意欲を持ってどう生きるかが、今の私にとって大切なこと」

「いい芝居は、ふだんの生活をきちんとしていくことからはじまる。あたりまえのことを、あたりまえにこなすことなんです」。真屋さんは急がず、ゆっくりと自分の道を歩いていくと決めた。これからも「出雲の阿国」に挑戦していく。

介護保険の要介護度3だ。重い障がいと向き合っている。夕食を一緒に食べた。実によく食べる。楽しい時間だった。

「彼女が倒れて本当の夫婦になれた」。高津さんが、かっこいいことをしゃべると、「ウソばっかり」とチャチャを入れる。ツッコミとボケの両方を持った不思議な女優だ。

真屋順子は生きている。生きるために、生計を立て、丁寧に生活を営んでいる。病気にも、障がいにもへこたれずに見事に生きている。真屋順子の芝居に注目したい。

「病気は自分試しではないかと私は今、思っています。人生には、こうでなければいけないなんてルールはない。この方法がダメなら、こっちの方法を試してみようという柔軟ささえあれば、可能性は広がっていきます。私にどんなことができるかと試すことは、ワクワクする楽しみです」

突然、人生の壁にブチあたったとき、心のピンチを脱出するヒントが、このひと言にこめられているような気がした。

生き方はひとつではない。人生というゴールへ向かう道はいくつもあるはず。そのことに気がつけば、人生なんてなんとかなるさ。

魂を大切にすること――あきらめないで、自分を生きる

「恐かった」。自分に言い聞かせるようにしみじみと柳原和子《やなぎはらかずこ》は語りかけた。九年と少し、がんと闘い続けてきた。がんが恐かった。病気が恐かった。医師が恐かった、と。

ぼくが連載をしている、「がんサポート」という月刊誌の対談を終え、ジェージーブラットというジャズクラブで、三年ぶりの再会を二人だけで祝った。テナーサックスがブルーでスローな音を出している。『「在外」日本人』（講談社文庫）や『がん患者学』（中公文庫）で知られる、ジャーナリストの柳原和子さん。

一九九六年に一センチのしこりが見つかった。翌年、胸水と腹水が発見されて緊急入院になった。卵管がんだった。手術を受け、その後、化学療法を受けた。すでに骨盤内に浸潤があった。当然、治る可能性は少ない。でも、彼女はへこたれなかった。ここで負けなかったのがすごい。わずかな可能性を信じ、不安のな

かをかいくぐって、五年を生き抜いた。

しかし治療をはじめて六年半後、再発する。骨盤内に八センチの腫瘍、そして結腸にまでがんは浸潤していた。さらに悪いことに、肝臓にも一五個の転移が見つかった。ここで普通なら、患者も医師もギブアップしてしまうだろう。しかし彼女も医師も、あきらめなかった。再び抗がん剤治療がはじまり、またも腫瘍は消えた。

それから一年後、さらに骨盤内に腫瘍の影が見つかる。二〇〇五年一月、骨盤内の腫瘍を切除した。肝臓に転移巣が五個発見され、肝動脈の人工的塞栓術《そくせんじゅつ》を行い、ラジオ波で腫瘍の治療を行った。さらに抗がん剤を使い、二〇〇五年七月、すべてのがんが再び消えた。

その経過を、柳原和子は、『百万回の永訣《えいけつ》』（中公文庫）という本に記した。実にいい本である。みごとに命のドラマが書かれている。立ち止まったり、泣いたり、動揺したり、あきらめかけたりする著者のいのちが痛々しい。

がん患者やその家族に読んでもらいたいと思う。勇気と元気がもらえる。健康な人にも読んでもらいたい。がん患者がどんなことを考えているのかがわかる本だ。そして医師や看護師にも読んでほしい。がんとの闘い方が克明に書かれ、どうすればがんに負けないかが、これでもかこれでもかと書かれている。

柳原和子は揺れながら、死を覚悟しながら、納得したいと思っていた。人生が短かろうが長かろうが、いつか死は訪れる。死がいつ来ようとかまわない。納得できるような生と死を望んでいるのである。

医師だって納得したい。治しても治しても、次々にがんが出てくる。がんを食い止めるためには、どうしたらよいのか。お互いが、納得へ向かって模索しあう。命の瀬戸際にいる患者が誠実に生きている。それを支えようとする医師たちが、誠実に全力を尽くそうとしている。ここに出てくる医師たちは、あきらめない。抗がん剤やラジオ波で、がんに闘いを挑んでいく。

彼女は母をがんで見送った。放射線治療をしていた母がある日、「今日はいつもの倍の治療をした」と言った。「お医者さんが間違いをすることはないよ」と母を諭《さと》した。その後、急激に状態が悪化し、母は帰らぬ人となった。母の言葉を丁寧に受け止めてあげることができなかったことを、彼女は今も悔やんでいる。放射線治療のやりすぎで苦しみ、一番信頼している娘にさえわかってもらえず、母は二重の苦しみを持ってあの世に逝った。

ジャーナリストとして、医療に対して厳しい視点を持ち続けてきた。そんな彼女自身が、良い医療に遭遇し、納得しだしている。

「『キャンサーフリー』という言葉がある。それはがんが消えたという意味ではなく、がんからの自由という言葉だと思う」

と彼女は言う。がんに負けず、がんに支配されず、がんは消えても消えなくても、がんに支配されない生き方ができる。柳原和子は、九年もの間、間違いなくがんと闘いながら、がんから自由になりはじめているような気がする。

『百万回の永訣』が出版されたすぐ後にも、肝臓と大動脈のそばのリンパ腺と脾《ひ》臓《ぞう》に、再び転移が見つかった。もういい。もう嫌だ。しかし医師たちが、まだ可能性が残されていると彼女を説得する。

彼女は迷いながら迷いながら、最後は、この医師を信じようと思った。たとえ助からなくてもいい。でもこの医師が一生懸命やろうとしている闘いに、自分もチームの一員として再び参戦することを決意する。

脾臓の転移部にラジオ波をあて、腹部のリンパ腺に放射線を照射する治療を行った。そして、がんが消えた。いつまで続くかわからない闘い。いつか再び、小さながんが出てくる可能性は十分にある。

「死は医師にとって敗北の象徴、だから医療現場は私を見捨てる」と医療不信を繰り返し感じてきた、再発がんを生きる柳原和子が、良い医療に出会って、治る治らないは二の次と思うようになった。

「今、救われた」

せつせつと柳原和子は語る。

「医師たちが救い出してくれたのは体だけではない。救われたのは、体以上に魂だった」

柳原和子の言葉が美しい。

人生に負けないで乗り切るために大切なことは、何物にも支配されないことである。がんに支配されたり、組織に支配されたり、会社に支配されたりしてはダメ。カマタミノルという人間が、誰かにコントロールされて生きていてはダメ。カマタミノルとして生きていくことが大事。

もちろん、闘いに負けることもあるかもしれない。でも負けてもいいんだよ。誰かにコントロールされて生きて、闘いに負けるなら悔しい。自分の人生をきちんと生きた結果、外から見れば負けたように見えても、自分がきちんと自分の人生を生きればいい。結果ではないような気がする。

柳原和子のすごいところは、がんに支配されていないことである。これだけ何度も何度もがんに襲われれば、がんに支配されてしまいそうなものだが、彼女は柳原和子として生ききって、二〇〇八年、人生の幕をおろした。

人間は自由である。いろいろなアドバイスを受けたり情報を得て、最後は自分のジャッジで、自分で選んで自分の人生を全うすることが一番大切なことだと思う。人生はそれしかない。それでいいじゃないか。

古いモノを新しい感覚で

ぼくはバッグ好きである。町をぶらぶらしていて、店先でしゃれたバッグを見つけると、ついつい買いたくなる。たくさんのバッグを持っている。

特に京都の一澤信三郎《いちざわしんざぶろう》が作ってきた帆布《はんぷ》のバッグが好き。丈夫で使いやすく、使っているうちに風合いが加わって、なんとも愛着がわいてくるのである。

ぼくの家族は六人。小さな孫が一人と、大人は五人。一歳半の孫も信三郎のリュックを持っている。合わせると信三郎かばんが二〇ほど。家族全員がファンなのだ。永六輔《えいろくすけ》さんと時々お会いすると、彼も必ず信三郎かばんを持って歩いている。かばんの種類を見るだけで、そのときの旅の長さがわかる。ぼくたちの病院の講演のためだけに来た旅なのか、どこかの旅のついでに病院へ寄ったのか、すぐわかるのである。永さんごめん。ついでても来てくださるのがうれしいのです。

創業一九〇五年というから驚きである。大工さんや植木屋さんや酒屋さんなどの職人用のかばんを主に作っていた。手荒く扱っても、重いものを入れても破れないバッグ。

京都大学の学士山岳会のテントやリュックも作った。最も厳しい修行と言われている、一日三〇キロメートルの山道を一〇〇〇回往復する千日回峰行。修行僧に七年の間、一澤帆布のかばんが付き添ったという。

戦場に入るカメラマンたちにも「一澤帆布」のバッグを愛用している人が多いと聞いた。世界的なスーパーモデルなども使っている。ミスマッチのようなおしゃれのズレを楽しんでいるようだ。京都ブランドの行列のできる店である。ぼくがぶらさげているかばんを見抜くと、若い女の子はうらやましそうな声を出す。なかなか手に入らないのだ。


創業一〇〇年にして店が揺れている。一澤帆布の品物を作ってきた職人全員が、信三郎かばんを作る新会社「一澤信三郎帆布」に移籍してしまった。

三代目の信夫さんをよく知っている。しゃれた人で、バカボンのパパみたいな方だった。しゃれた格好をして、ひょうひょうとして店に顔を出す。にこにこしておしゃべりを楽しむ人だった。信三郎さんと信三郎さんの奥さんの恵美さんで店を切り盛りし、父・信夫さんの面倒をよく見ていた。

その信夫さんが亡くなって、遺言書が二つ出てきた。お家騒動である。第一遺書は毛筆で書かれ、実印が押されている。しかも弁護士が信夫さんから直接預かっている。

「自宅は四男へ。一澤帆布の株は三男の信三郎さん三万株、四男二万株、恵美さん一万株。その他の株式と銀行預金は、長男に七五％、四男に二五％」

さすがに信夫さんらしい配慮で、子どもたちと、一番苦労し自分の面倒をよく見てくれた嫁の恵美さんに、見事な分配をしていた。

もう一つ、日付が新しい遺書を長男が出してきた。便箋にボールペンで書かれ、三文判が押されている。本人が書いているところを見た第三者が誰もいない。

第二遺書では、信三郎氏への株の相続はゼロ。長男と四男であわせて七万株の全てを相続し、一澤帆布の支配権を握る内容だった。

お父さんの信夫さんの性格からして、一回目の遺言書に弁護士を立ち会わせているとすれば、遺言を書き換えるときには、当然また弁護士を立ち会わせて新しく更新するはずなのに、なんだか狐につつまれたような話だ。

社長の、三男の信三郎さんの努力で、行列のできる店になった。信夫さんはそれを喜んでいた。信夫さんの弟の恒三郎さんは八八歳で今もミシンを踏んでいる職人。

信夫さんと恒三郎さんの兄弟を支えながら、信三郎さんが店を大きくしてきた。今も一緒に苦労をしている恒三郎さんは、怒る。

「恥を知れ。あの世で兄貴は泣いているぞ。信三郎しか一澤のかばんを作れない」

恒三郎さんをはじめとして、社員全員が新しい信三郎帆布に移った。一〇〇年四代続いた、みんなに愛用されたバッグを、今後も作り続ける。

「親父が作ったバッグの修理がくれば、会社が変わってもバッグの修理をし続けなけりゃあ」と信三郎さんは言う。

「一澤帆布」とは別に、「一澤信三郎帆布」と、名前が少し違う店ができた。

兄弟で争うなんて、なんとも悲しい。一番、信夫さんが残念に思っていると思う。ただ、一澤帆布のかばん愛好者としてうれしいのは、かばんを作っていたスタッフ全員が、新しい会社に移行し、信夫さんや初代の一澤喜兵衛《きへえ》さんが作り続けた帆布製のバッグが途絶えることなく、信三郎かばんとして受け継がれていくということだ。しかも、どんな古い一澤帆布のバッグも修理してくれるというからうれしい。

信三郎さんは新しい色合いを工夫したり、軽くて柔らかで使いやすい麻帆布のしゃれたバッグを作ったり、いつも新しい取り組みをしてきた。これからはさらにおしゃれなバッグを作るという。浮《はぐ》れ雲《ぐも》とぼくが呼んでいた信三郎さんは、がんばらない代表であった。スタッフを信頼して、働きがいのある会社を作ってきた信三郎社長が、今度はスタッフに頼られ、実にがんばっている。

二〇〇六年四月初旬から、知恩院前上ル東側の新しい一澤信三郎帆布店で、一〇〇年の歴史を持った帆布製のバッグが、名前を変え、「信三郎帆布」としてよみがえった。すごい評判で、以前以上の行列である。八〇人のスタッフが作り続けても売り切れが続出している。

古いモノを大事にして、新しい感覚で勝負することが大切なんだ。

信三郎が職人を大切にしてきた。誠実な商いをしてきた。だから皆が応援をしてくれる。人生に負けない生き方の極意を信三郎のなかに見た。

裁判で会社も車もブランドの名前もすべてを奪われたが、信三郎は人生に負けなかった。古い歴史をちゃんと背負いながら、新しいバッグができた。

その後も、裁判は続き、逆転判決。一澤信三郎の訴えが認められた。あきらめないことが大事。

大切なことは誠実な商い、誠実なつきあい。これで人生はなんとかなる。

人をその気にさせるには、正直さと、熱い心と失敗をおそれぬ行動力

「名誉教授になってほしい」

「はぁぁ……」

ある日、電話がかかってきた。何が言いたいのかよくわからない。「中学の教授です」。ますますよくわからない。中学に教授はいらない。怪しい。詐欺っぽい。あとからわかったのだが、この人の話はよく飛ぶのだ。頭が良すぎるのだと思う。「名誉教授として在校生全員に講義をしてほしい。言いづらいのですが、地域の方々にもご講演をお願いしたい。一日で合計二回です。すみません」。なんと人使いが荒い。

「もっと言いづらいのですが、お金がありません」。どんどん話がわからなくなっていく。電話を切ろうとすると、「ワワ……和田中学です。和田中の校長の藤原和博っていいます。さだまさしの弟って言われています」。この男、テレビや雑誌や新聞で見たぞ。何億円も稼ぐスーパービジネスマンだったとか。鳴り物入

りで、民間人校長になったおかしな人。あやふやな記憶が頭のなかを走る。もうこの頃にはトップビジネスマンの、人をその気にさせる言葉の術中にはまっていた。

「市川さんにお世話になっています。地域代表の世話人の一人として、学校の応援をしてもらっています」「畳屋の市川ですか」「そうです。学校の裏の畳屋さんです」

ビッグな名前が出たり、ローカルな名前が出たり、うまいのだ。だんだん怪しさが減少していく。さだまさしの弟だけなら信じられないけど、畳屋の市川クンが出てくると、なぜか全部信じてしまう。もうこの頃には、ぼくの心は手玉にとられ、何でも応援させてくださいって感じになっている。「応援します」ではなくて「応援させてください」っていう気分にさせられている。

ロンドン大学のビジネス・スクールの客員研究員だった。マネジメントの専門家らしい。そうなんだ。和田中学はぼくの母校。こんな経緯でぼくは杉並区立和田中学の、いかがわしい名誉教授になった。ボランティアでレクチャーをさせるための名前だけだって、わかっている。

ゴールデンウィークのときに久しぶりにさださんが諏訪の家に帰ってきた。原《はら》田泰治《だたいじ》さんのところと家族みんなで集まった。そこで、さださんに藤原和博って知ってますかと聞くと、「知ってるよ、あいつの結婚式に呼ばれて一時間も歌わされた。東大出のエリートで偉くなるはずだったのに、ずーっと道をそれて、それからはそれっぱなしだぁ。頭がきれて、心が熱いんで、あいつから頼まれるとなかなか断れなくなる」。

そうだよなぁと思う。作家の林真理子さん、重松清さん、作曲家の三枝成彰《さえぐさしげあき》さん、ノーベル賞の小柴昌俊さん、百ます計算の陰山英男さん、そうそうたる人が応援に来るらしい。その他たくさんの人が、「よのなか科」という新しい授業をしに和田中にやってくるという。みんなケムに巻かれて断れなくなっているんだ。卒業生のぼくが行かないわけにいかなくなった。

人、金、物の決定権をほとんど持っていない教育の素人の校長が、不機嫌な時代を生きている一三歳から一五歳の少年少女たちや、ベテランの教師やＰＴＡを相手に悪戦苦闘をはじめていた。いい学校やいい会社では、常に改善が起きている。藤原和博は校長室を生徒に開放した。学校を開くというメッセージになり、学校が変わりそうだと期待が広がった。これをシンボルのマネジメントというのだと、スーパービジネスマンに教えてもらった。

校長室には生徒だけではなく地域の人が自由に出入りしだした。ＰＴＡではないご近所の方が、家族ががんになったとき、ぼくの本を読みたいといって校長室に『がんばらない』と『あきらめない』（ともに集英社文庫）を借りにきたという。こんなのありかなぁと思う。うれしくなってしまう。校長おすすめの本が校長室に置いてある。生徒も教員も借りにくる。生徒が本を返しにきて、校長先生に感想を述べていく。いいなぁ。

失敗とリカバリーの繰り返しが、組織をさらに強くすると、スーパービジネスマンは言う。世の中の流れに遅れないように、速い決定、実行、修正の繰り返しを彼は勇気をもって行った。前例がないからと言ってなかなか改善しないお役所主義を打ちくだいた。学校がイキイキと甦《よみがえ》ってきた。藤原が語った。

「あなたは、膨大な情報の海を前にして、臆病になってはいないか。夢をあきらめていないか。最もカッコワルイのは、決めないこと、行動しないこと」

いいこと言うなあ。人をその気にさせる方法がわかった。大きな話だけでなくささやかな話を混ぜると人は信じやすい。人を動かすには、正直さと、熱い心と失敗をおそれぬ行動力。藤原和博は、今や教育界のモンスターになりつつある。

あれから二年、総合学習で有名なだけではなくなった。学科成績があがりはじめたという。すごい。ぼくが育ったなつかしの母校は、今、大きく変わりはじめている。

早い決定、実行、修正の繰り返しを忘れないで。

人生にうち克つためには達成感が大事
――目標は低めに設定しよう

少し太っているくらいのほうが、長生きしているという。肥満かどうかの判定基準はボディー・マス・インデックス（BMI）＝体重（kg）÷身長（m）÷身長（m）が使われている。25を超えると日本では肥満である。

あなたはどうですか。

世界はBMI22を推奨している。BMI22を目標にすると、ぼくの身長では六三キロにしなくてはいけないのだ。八〇キロのぼくがBMI22にするのはとても難しい。

いろいろなデータを見ていくと、BMI24から26の、正常上限からちょっとだけ肥満の範囲にいる人たちのほうが、がんにも、認知症、脳卒中、肺炎にもなりにくく、長生きしていることがわかった。

無理をしないことをモットーにしているぼくは、かっこよくなくてもいいやと思った。ちょい太《ふと》でいいんだと自分に言い聞かせた。

ぼくは自分の体で一年間実験することにした。BMI22の六三キロになることを目標とせず、BMI25の七二キロを目標にする、がんばらないダイエットを目指した。

そのかわり、絶対に投げ出さない。ギブアップして元に戻ると、筋肉が減り、脂肪が増加する。リバウンドをしないためには、ちょい太ぐらいの目標がいいのだ。がんばらないダイエットだ。これが健康長寿の秘訣。

ぼくは七二キロへのダイエットに成功した。内臓脂肪型肥満にならないために、ウエストを八五センチ以下にすることには難渋した。悪戦苦闘した自分の一年間の食事や運動の注意を『ちょい太でだいじょうぶ』(集英社文庫)という一冊の本にまとめた。

ぼく自身がメタボリックシンドロームの予備軍だった。メタボリックシンドロームは肥満と高脂血症、糖尿病、高血圧症の四つのうちのいくつかが重なり合うと、死の四重奏とも言われ、脳卒中や心筋梗塞などを高率に起こすので恐いと言われて騒がれている。

日本には予備軍まで入れると二七〇〇万人もいる。国民病だ。ぼくは四つのうち肥満と高脂血症があてはまっていた。

高脂血症については誤解が多い。総コレステロールが２２０以上だと高脂血症としている。しかし２６０ぐらいまでなら、かえって長生きしていることがわかった。

コレステロールはちょっとぐらい高くてもいい。ちょいコレのすすめなんて発想の転換をしてみた。

日本では不幸なことがあった。高コレステロール血症の人に対して、動物性脂肪を減らして植物性脂肪の摂取量を増やすよう食事指導がされてきた。これがよくなかった。バターはダメで、マーガリンをすすめた。多くのマーガリンはリノール酸から作られており、このリノール酸の摂《と》りすぎは、血をドロドロにする作用があった。

日本では植物油として紅花油や、菜種油などがよく使われた。これらの植物油はリノール酸が多かった。動脈に悪い油だったのだ。

α‐リノレン酸の多い油が血液をサラサラにし、動脈硬化の予防に効果のあることがわかってきた。α‐リノレン酸の多い油は、えごま油やしそ油と言われている。魚の脂のＥＰＡやＤＨＡもα‐リノレン酸の仲間。安心の油だ。

沖縄が男女とも長寿日本一から、男性は二六位にこの一〇年で急落した。要因は、都道府県別で最も魚を食べない県になったこと。どうも、魚を食べるかどうかが、健康で長生きの大きなコツにつながっているのだ。

一時は、魚やイカにもコレステロールが多く含まれているので、脂ののった魚はあまり食べないほうがいいとされた。これも大きな間違いだった。魚のコレステロールはまったく心配なかったのだ。魚の脂はむしろ、血液をサラサラにしてくれることがわかった。

大事なことは、魚と野菜をしっかり摂ることと、運動すること。これが、結局は心筋梗塞にならず、脳卒中にもならず、がんにもならず、長生きをするコツなのである。

富山大学の浜崎智仁《はまざきともひと》教授を訪ねた。

コレステロールや魚の脂の研究をしている。現代の日本では、特に中年男性のサラリーマンのストレスが多いという。ストレスがあると、ノルアドレナリンが常に過剰となる。交感神経が緊張状態となって免疫力が落ちてくる。

やがてノルアドレナリンが枯渇して分泌されなくなると、やる気がなくなり、うつ状態となるのである。これをどうやら魚が防いでくれるようだ。魚をたくさん食べることで、セロトニンの分泌がよくなり、幸せ感や満足感が高まるという。うつになるのも、突然興奮したりキレたりするのも、魚が防いでくれるというデータがある。魚嫌いは早死にする。

がまんのダイエットなんか体によくない。いいモノをしっかり食べて、食べる喜びを感じたほうが長く生きる。ぼくはその後、さらにやせて七〇キロになった。ちょいコレでいいと思っていたのに薬をのまないで、総コレステロールは２５０から２１０に下がった。

魚と野菜を食べて運動して、笑えば、無理なく健康を手に入れられる。健康は幸せの第一歩である。

ＢＭＩは26、コレステロールは２６０までは治療の対象にしなくてよいと思っている。カマタ流の「ちょいコレ」「ちょい太」を実践しながら、おいしいものを食べる楽しみを続け、笑うことで健康で長生きができて、幸せになれる。信じていい。

目標を低めに設定することがコツ、できないことを目標に掲げないことが生き抜くコツである。

幸せを手に入れるためには目標は持たなければならない、目標を持ったら絶対に実現をしなければならない。実現するまで投げ出さないこと、放り出さないことが大事。

達成しても、きちんと維持をし続けることである。

十分長い時間維持をすれば、それはもう自分の身についたものとなる、そこからまた次の新しい目標をつくればいいのである。

そうこうしているうちに、夢のような大きな目標が、徐々に徐々に自分の射程内に近づいてくることがわかる。高望みはしないが、高望みは実現可能なのである。

小さな夢の連続の向こうに、高望みが実現するときが必ず来るのである。初めから高望みをしないだけ。小さな夢をきちんと実現していく。繰り返しが大事。

幸せを見つけるために負けないコツは見えてきたでしょう。

今、困難のなかにもがいている人、不幸のなかにいると思っている人、魚と野菜と運動に注目。もうひとつ大切なこと、笑い。困難のなかにいる人に笑ってみてくださいと言っても、笑えるわけがない。あたりまえのことだ。でも、ここで学んだ発想の転換を思い出してみよう。ふざけんな、笑えるわけがないという思いのなかで笑ってみる。もちろん作り笑いである。本当の笑いではない。心の底からの笑いでなくていいのだ。幸せだから笑うのではなく、笑うから幸せになるのかもしれない。あなたは信じられる？　信じられない？

第３章
幸せだから笑うのではなく、笑うから幸せになるんだよ

笑って免疫力を増やす

アメリカの有名なジャーナリストだったノーマン・カズンズは、笑うことで膠原病を治した。確かに笑う人は、人生の苦境を上手に乗り越える。重い病気にかかったときでも、よくなることが多い。そんな例をたくさん見てきた。

この一週間、大笑いした例を書いてみよう。

「がんばらない」というレーベルを立ち上げた。インディーズのレコード会社。会社の名前が今にもつぶれそうだった。名前に反して意外なことがおきた。ぼくがプロデュースした「ひまわり」というＣＤを発売した。発売前に予約が殺到。

初回生産の二〇〇〇枚が売り切れてビックリ。

　収益はチェルノブイリやイラクの病気の子どもの薬代にする。三〇〇〇枚の追加生産が決まった。これもあっという間に売り切れ、さらに追加の注文をした。レコード店から注文があふれている。なんだか笑ってしまう。結局、ジャズCDでは異例の一万七〇〇〇枚を突破。大変なことがおきてしまった。

「ひまわり」の宣伝のために、永六輔さんのラジオ番組に久しぶりに出た。出演を待っていると、誰かの声が聞えてきた。

「次のゲストは鎌田實さんです。鎌ちゃんと呼ばないで」

　おや、と思った。隣の部屋ですらりとした女性がギターを抱えて練習をしていた。すらりと言っても、けっして美人ではない。背がとても高い若オバサンなのだ。自分の一曲を歌った後、ぼくを歌で紹介してくれるという。オオタスセリ。一人コントをする芸人で、ひきがたりを得意としている。「ストーカーと呼ばないで」がヒットしている。

「あなたのポストに　手紙を入れるの日課になりました　ついでにあなた宛の手紙も　毎日　読むようになりました」。こわい。

「思いきって　かけました　電話をかけました　……何を話して良いのか　接点

が全然ないので　毎日　無言で　かけました」。不気味。

「ストーカーと呼ばないで　あなたが　好きなだけ」

これがストーカーなのだと言ってあげたくなるが、大きなお世話。悪気はないんだろうな。本当に好きなんだろうと、なんだか応援したくなる。

こんな歌詞が繰り返されていく。ナンセンスだけど笑ってしまった。ぼくはファンになった。

鎌ちゃんと呼ばないで……。子どもの頃から鎌ちゃんと呼ばれてきた。原田泰治さんや永六輔さんも、時々ぼくを鎌ちゃんと呼ぶ。「お」をつけないでとお願いをする。腹をかかえて大笑いになる。自分を笑いの種にポンとさらけ出せると、面白い笑いがおこるような気がする。

「〝みかんがむけない〟カマちゃん」とカマタの枕言葉を永さんがつくった。カマちゃんは一人では何もできないと言いたいのだ。悔しいけどその通りなのだ。

永さんの話は段々にエスカレートする傾向がある。カニもむけない卵もわれないと尾ヒレがついていった。永さんのおかげで、ホテルで一人で朝食をとっていると、ゆで玉子をむいてくれる女性があらわれるようになった。笑ってしまう。

永六輔さんといえば、抱腹絶倒の対談を思い出し、つい笑いそうになる。永さんは、ご両親や奥様の看とりをしんみり語りながら、がんという響きがいけないと言いだした。「ポンという名前に変えれば、病気に負けないぞ」。面白い提案。確かにそうだ。検査のあとに医者からポンが見つかりましたと言われても、ショックが少ないように思う。笑い転げそうになる。笑えば笑うほど、免疫力があがってくるのだ。

さだまさしさんから「がんばらんば」という長崎弁のCDが送られてきた。これが面白いのだ。早口のラップで長崎弁。外国音楽のようだ。

「がんばらんば。なんでんかんでん、がんばらんば」

がんばろう、と呼びかけている。がんばらないカマタに、まさしさんは何で「がんばらんば」を送ってくるのだろう。少しくらいはがんばれよと言いたいのだろうか。ぼくは、それでもやっぱりがんばらない、と心に誓った。

今から一五年ぐらい前、さださんから、アヤシイ薬が送られてきた。中国の毛はえ薬。なんだかくさいのだ。頭にぬると気絶しそうになった。異常にくさいのだ。それでも、ぬったが、ぼくは毛があまりはえてこなかった。あの頃は間違いなく、彼はぼくに仲間意識があった。ぼくだけがおいてきぼりにされた。さだまさしはいつの間にかフサフサになった。この頃、彼はぼくにアヤシイ薬を送ってこなくなった。

ぼくはいつも本当の年齢以上に見られる。若い頃よく、「年とったら、こういう人は若く見えるんだよ」となぐさめられた。これはウソだった。いつになったら若く見られるのだろう。五八歳なのに「病院やめたのできっと七〇歳ぐらいよ」とか思われている。誤解なのだ。もっと悲しいことがあった。日野原重明《ひのはらしげあき》先生とお友だちみたい。きっと同じぐらいよ。冗談じゃない。日野原先生九五歳（二〇〇六年当時）。やめてほしい。悲しいけど、みんなが笑ってくれる。自分をマナ板に載せて笑ってもらうってけっこう大事。その場の空気がぐっとよくなる。

久しぶりに映画を観た。俳優・津川雅彦がマキノ家三代目監督を継承した第一回作品、「寝ずの番」。お通夜の話である。洒落《しゃれ》と粋の世界を面白おかしくドラマチックに描いた。とことん色っぽい。死ぬのはとっても寂しいけど、仲間がいれば楽しいのである。

上方落語界の重鎮・笑満亭橋鶴――今まさに、臨終のとき。弟子たちが見守るなか、一番弟子が言った。

「師匠、何か心残りはありませんか?」

「そ、そ○が見たい……」

師匠の最後の願いを叶《かな》えるため、若い下っぱ弟子は女房を説得する。なんとも大笑いのドタバタ劇が展開される。

死にかけている師匠のベッドの上で、スカートをたくし上げ、相撲取りのように股を割る下っぱ弟子の妻。「どうでした、師匠、お見せしましたが」「アホウ!そとが見たいというたんや……」。その三分後に、師匠は亡くなった。命、生、性、死。人間なんかこれでいいんだなと思わせてくれる映画だった。

人間が生きる上で、どれも大切なものを少し突き放して、笑い話にしていく。それが人間の生きる力につながり、同時にひとつひとつの細胞の免疫力を高める気がする。

身の回りにある笑いの種をさがしてみよう。

辛いときはとにかく笑いをさがす。くだらなくてもいい。下品だってかまわない。幸せだから笑うのではなく、笑うから幸せになるのだ。間違いない。

幸せは笑いの向こう側に必ずある。

人生を生きぬくユーモアの作り方
——失敗を笑いにまぶして語れる人は強い

一五年ぶりにアルフォンス・デーケン先生にお会いした。若造の院長だったぼくのことを覚えていたようで、流暢《りゅうちょう》な日本語で「お久しぶり」と握手を求めてきた。

アルフォンス・デーケンは、日本にターミナルケアを広めた先駆者の一人である。一九七五年、上智大学で「死の哲学」を開講した。日本人にとって「死」はタブーだから、そんな講座を開いても学生が集まらないからやめるようにと励ましを受けたという。

もちろんわざと「励まし」という言葉を使っている。大笑い。でも開講と同時に大教室はいっぱい。以来、「死の哲学」は続いた。彼の講義を聞いた人たちが全国各地へ散り、それぞれの地域で新しいターミナルケアが芽生えていった。

「大変な数字を発表します。日本人の死亡率は一〇〇%です」

会場がどっと沸く。一五年前と同じだ。古典落語のようだ。いぶし銀の冗談を言い続けている。さすがにドイツ人だと思った。何がさすがだかわからないが……。

一五年ほど前、諏訪中央病院へ来てもらい、生と死のレクチャーを受けた。勉強会が終わると、スタッフと一緒に酒を飲み、歌を唄い、若い職員の輪のなかへ自ら出向いた。

「四谷に住んでいます。四谷怪談で有名なところです。死の哲学を学生たちに教えました。死哲のデーケンと呼ばれました。自分は国鉄のほうが好きです」

古いのである。もうとっくに国鉄はないのに。ジョークに相変わらず年季が入っている。

「今七三歳。自分の死も準備しなければなりません。お葬式は四谷の聖イグナチオ教会で行う予定です。お墓は同じ教会の納骨堂と決まっています。入る日は未定です」

大受け。

「日本へ来て四七年。日本で過ごした長い人生は幸せな人生でした。日本人になってよかった」

なんとも泣かせるおじさんなのだ。

「日本人になったので、私は必ず、長寿になるでしょう」

中身が変わらなければ長寿にはならない。よく承知しているのに、笑わせる。

ジョークとユーモアはどう違うのかというぼくの質問に、デーケン先生はこう答えた。

「ジョークは頭から頭へといくもので、タイミングとか、上手な言葉の使い方がポイントです。ユーモアは心から心へつながります。人間的な関わりです。ジョークも場合によっては美しいユーモアの表現になります。しかし、きついジョークや相手を傷つける冗談は、私の定義ではユーモアとは言いません。ユーモアと笑いは有効なコミュニケーションの方法です」

ユーモアとは、笑うことだ、と彼は言った。

ユーモアはあたたかいのだ。

「私は苦しんでいる。にもかかわらず、相手に対する愛のしるしとして笑顔を見せるということです。

私がユーモアの重大さを発見したのは、決して嬉しいときではありませんでした。日本にはじめて来た頃、私の知っている日本語は、サヨナラとフジヤマの二つの単語だけでした。

『フジヤマは間違っている。あれはフジサン』と指摘されて、私の知識は五〇％も誤っていたことに気づきました。その頃、ある親切な家庭に招待されました。友人にこんな指導を受けました。

『そんなに心配しなくてもいい。たった三つのルールだけ知っていれば大丈夫。第一はニコニコしていること。第二は時々うなずくこと。第三はたまにソウデスネと答えなさい』

勇気を出してその家庭へ行って、おいしいごはんをご馳走になりました。なんとかうまくやっていたのですが、最後に大きな危機が訪れたのです。食事が済んで奥さんがひと言言いました。

『お粗末さまです』

そこで私はニコニコしながらうなずいて、ソウデスネと言いました。するとそこにいる全員が一瞬きょとんとして、次の瞬間に大笑いされたのです。お粗末さまの意味を聞いて、顔から火が出るほど恥ずかしい思いをしました。ところが次の瞬間、ひとつのことを悟ったのです。

私は日本に骨を埋めるつもりですが、いくら努力をしても、どんなに苦労しても、日本語を完璧にマスターすることは不可能です。きっとこれからも失敗を繰り返すでしょう。でもそのときに一緒に笑うことができれば、つまりユーモアのセンスがあれば、もっと親しくなれるし、禍《わざわい》をもって福となすことができるのだと気づきました。私はユーモアの大切さを発見したのです」

よく生き、よく笑い、よき死と出会う。このドイツ人のおかげで、日本のターミナルケアは変わりはじめた。デーケン先生は、諏訪中央病院を克明に覚えていた。庭の美しいこと、病院のたたずまい、職員の笑顔。ありがたいなと思った。浴衣がとても似合う。日本が大好きだと言う。一緒に温泉に入った。温泉はいいね、と言う。

デーケン先生は、大腸がんの手術を受けた。でもこの笑いがあれば、ナチュラルキラー細胞が増えて、がんには負けないと思う。

動物のなかで笑えるのは人間だけ、と何度も言われた。幸せを引き寄せるために、これからも、笑い続けていこうと、心に決めた。

失敗を笑いにできる人は強い。

自らの失敗を語るのはむずかしい。

誰だって隠しておきたい。

失敗は勇気をもって語りはじめたとき、
人生を飛躍させるジャンプ台になるのだ。
失敗に笑いをまぶせれば語りやすくなる。
他人は成功した話を聞かされるときより、失敗の話のほうが親近感がわく。笑いをまぶした失敗談は、人と人のつながりをグーンと強くしてくれる。あなたが、失敗を上手に笑いながら語れるようになったとき、失敗は、あなたが人生を生きぬくための大きな武器だということに気がつくでしょう。

ラテンのノリで明るく楽しく生きる
――笑えば幸せに近づく

人生に負けない生き方はまず、笑うこと。ニガ虫をかみつぶしたような顔には幸せは来ない。とにかく笑う。なにがなんでも笑う。笑うことが大事。

ちょっと笑ってもらいましょう。

わけのわからないフォーラムが行われた。永六輔、ピーコ、その上、ジャズの坂田明に、フォークの小室等、カマタミノルと怪しい仲間たち。日本歯科保存学会の五〇周年を記念して、市民公開講座が開かれた。場所は東京国際フォーラム。「週刊朝日」にぼくが予告を書いてしまったため、あっという間に満員札止め。ぼくの講演ではじまった。最後に『あきらめない』を朗読した。坂田明さんのむせび泣くようなサックスが加わる。ライブなのだ。激しいジャズが売りの坂田さんがソフトにソフトにぼくの朗読を包み込んでくれる。会場のお客さんもぼくも至福の時間を過ごした。

この後、坂田明さんは「命が透けて見えてくる」と、自ら制作したDVD映像「ミジンコ　静かなる宇宙」（テレコムスタッフ）を見せながら、ダジャレを交えて誠実に生きるミジンコの命について話してくれた。会場は大爆笑の連続。ミジンコの命が切ないほど美しいのだ。

小室さんは、この日、新しいCDアルバム「NO　GOOD　WITHOUT　YOU」の発売日だった。ステキな歌が続く。小室さんがジャズを歌う。新しい世界が広がる。ここにピーコがゲスト参加。小室さんのギターで「さとうきび畑」の歌をシャンソン風に語り、歌う。普段、見ることのできない組み合わせが次々につながる。いよいよクライマックス。学会のフォーラムの開始。

永さんお得意の開演前の爆笑おしゃべりではじまった。私は歯が上下とも出せます。もっとすごいのはピーコ。目が出せるんです。タイトルもつくりました。「六輔・ピーコの、はめを外す」。

永　目、出せる？

ピーコ　出せるわよ、もうちょっとギャラが出たら。

永　頭をポンとたたくと出るんじゃないの。

ピーコ　銀座の道の真ん中でくしゃみをしたら、コロンと転がって、あわてたの。
永　さ、ここから学会ですよ、諸君。学会です。
鎌田　虫歯を上手に治して、歯を保存するのが目的の学会です。何とか保存会って、永さん好きでしょう。
永　好きですよ。
小室　古典芸能保存会とか、そういうのと同じですか？
鎌田　親からもらった歯を、できるだけ大切にしようとする学会なんです。
永　ピーコさん。ゲイの立場で歯について考えてください。
ピーコ　ゲイの人って、普通の男の人よりか、口のケアを気にしている。口臭がないようにしているみたい。
永　へえー。
小室　何か場内シーンとしてるよ（笑）。
ピーコ　顔がきれいとかといっても、寄っていって変な匂いだったら、嫌じゃない。顔が汚い人のほうが多いんだからさ（笑）、私は、朝15分、夜15分は磨きます。
坂田　それはゲイ用の歯磨き。

鎌田　ピーコは歯がきれいですよね。だけど、おすぎはどうなんですか。
ピーコ　何かおすぎは性格が悪いらしくて（笑）、全部インプラントにしたみたい。私は全部自分の歯なんですけど。
鎌田　歯ぎしりしているような人生なんですかね。
永　歯の治療中、口あけて話せない状態なのにいろいろ聞くの、あれ不愉快だね。
坂田　それで何かあったら、手を挙げろって言うんだよ。
鎌田　治療していると唾液がたまってくる。その唾液を飲んでいいのか、出さなくちゃいけないのかが迷うんですよ。
小室　もう窒息しそうな感じで、いっぱいたまってきて。
坂田　あんたたちの行っている歯医者は、最悪だな。
小室　助手がキュッと吸引してくれるんだけど、時々いなくなっちゃうんだよ。たまっているから取ってくれって……。
鎌田　言えないんだよね。
小室　言うと、飲み込んじゃうんだよ。ウエーッとなる。
坂田　君たち本当にくだらないね。言いたければ言えばいいじゃん。
ピーコ　歯医者さんにそんなこと言ったら、絶対にリベンジされる（笑）。

坂田　そんなことはないよ。歯医者って、そんな悪くない。

ピーコ　曲がった道具で、「痛いですか、痛いですか」ってやるし、それから顔いっぱいマスクしているから人相わかんないじゃない（笑）。

永　歯医者さんで、長い間、口をあけているでしょう。くたびれるんです。おれ、外せるんだよね、あごを。外しちゃったほうが楽なの。それを歯医者に言うと驚くんじゃないかなと思って。

小室　ただでさえ長いあごを外したら、こんな長くなっちゃうでしょう。

坂田　君たちにはあきれた。歯医者さんには早く行きなさい、人間歯が痛くなると排他的《はいたてき》になるから。

永　座布団、あげてください。では、そういうわけで、とても学術的な時間をありがとうございました。

あごを外して歯の治療をしていいかとか、オカマの歯磨きとか、笑った。涙が出るほどおかしかった。うれしくなって裏話も書きたくなった。

永六輔、坂田明、小室等、カマタミノルの四人の出演は決まっていた。大きな会場をいっぱいにしたいから、もう一人誰か呼ぼうという話になった。

ピーコか叶姉妹のどっちかにしたいと、わけのわからない要望が出てきた。不思議な二者択一である。迷い方に一貫性がまったく感じられない。目の腫瘍の手術をして元気になったピーコさんが義眼をゴロンと出すか、叶姉妹が胸をゴロンと出すか、どちらを選ぶか悩んだが、日本歯科保存学会なので上品なほうを選んだ。もちろんピーコさんである。ゴメンナサイ。叶姉妹が下品ということではないのです。この姉妹がセレブと言われているのを知っている。ただなんとなくなのです。ピーコさんのほうが何十倍も上品な気がするのだ。

永六輔さんの司会進行。最初一番バッターのご紹介をします。カマタミノル先生です。先ほど募金箱に、ちゃんと筆で書いて落款を押して、チェルノブイリの子どもたちの薬のことを考えていらっしゃるんです。イラクの白血病の子どもを救うために寄付を集めている。ああ、あの先生、あの「週刊朝日」に連載しているエッセイがすてきな先生。すてきなって言ったって、先週の永六輔はひどい目に遭いました。何でも食わせりゃ講演に来ると書いてありました（笑）。やわらかくなきゃダメなんですよ、ぼくは、歯が悪いんですから。

まいった、まいった。永さんにきちんとした講演料を出せないので、せめて、おいしいものを食べて頂きたいと思ったのです。今度は腕によりをかけて、やわらかな食べ物を用意してお待ちしております。こうやってフォーラム後半は始まった。

永　ピーコ、覚えている？　義眼入れたばっかりのとき。ホテルのシャワーっていきなりバッと出ることがあるじゃないですか。それで水がバッと出て、目が飛んじゃった。大変だとピーコから電話がかかってきました。探せよと返事をしました。あったという電話がかかってきて、「びっくりしちゃった、目と目が合ったのよ」って（爆笑）。あれは冗談が言いたくて、ああいう電話したんですか。

ピーコ　そんなことはない。今、私のうちの洗面所の流しのなかに、一個入っています。

永　あ、流しちゃったの？

ピーコ　流しの水が流れるところって丸くなっているでしょう。そこに入り込んで出てこないの。割り箸で取ろうとしたけど、とうとう出てこなくて、でも水がいっぱい流れると、目がちょこっと出たりする。だって、あれ三〇万だったのね、一個ね。流しの会社へ電話をかけたら、全部割らないと取れないと言われました。割るほうが高いので、そのままにしています。時々、目と目がお合いしています。

永　歯医者さん、好きじゃないでしょ。

坂田　ぼくは、歯医者と友達。ぼく、中学校のとき、骨腫という病気になって、それで、上の永久歯を四本抜いたんです。ドリルで骨のがんを全部取っちゃった。中学のときからずっとブリッジなの。それの面倒をずっと見てもらっている。

小室　骨腫って骨がん？

坂田　骨がんだな。

小室　五人いる中で一人が目《め》がん、もう一人が歯《は》がんか。

永　今の言葉、目《め》がんでいいの？　眼《がん》がん？

坂田　昔中国に宦官《かんがん》というのがいました（笑）。

小室　いや、ぼくが言いたいのは、五人中一人が目のがんで、一人が歯のがんだなんていうのは、すごいことですよね。へえ、歯《は》がんだったの。

坂田　歯《は》がん（笑）？　歯《し》がんだろう。

鎌田　歯はがんにならないの。歯茎の腫瘍ですよ。

ピーコ　歯《し》がんも嫌。
鎌田　君たち本当くだらないね。ハがんもシがんもないの。
坂田　骨腫って言われたんだよね。骨肉腫になっちゃうと、「愛と死をみつめて」になっちゃう（笑）。
小室　それは似合わないかも。

大変な人たちの集まりだった。病気なんかにへこたれていない。なんでこんなにくだらなくて、明るいのか不思議だった。**このくだらなさが病気に負けないコツなのだとぼくは確信した。**

最後にもう一つ。とどめの大爆笑で終わります。永さんは何度も、君たち今日は歯の学会です。学会であることを忘れないようにとぼくたちに注意しながら、一番歯目を外した。

永　小沢昭一さんという共通の友達がいます。あの人の歯医者はいいんですよ。麻酔の注射の後、ちょっと待つじゃない、麻酔が効いてくるまで。そのちょっと待つ間、ギターでフォーク歌うんですって（爆笑）。本当は歌手になりたかったんだって。でも歯医者になっちゃったんで、ここしかないので聞いてください って言う。患者に麻酔かけて、歌うんだぞ。

小室　それ、迷惑なんじゃないですか。

迷惑だったと思います。でもとてもいい空気が治療の場に流れている。治療する側と治療される側が、ワキアイアイなのがなんとも微笑《ほほえ》ましい。大切なことだと思った。

こうやって、大爆笑の連続のうちに、音楽とトークの楽しいオープンフォーラムは幕を閉じました。チェルノブイリの病気の子どもたちへの募金が集まりました。約五九万円。子どもたちへ薬を送ることができました。笑いってすごい。

大切なことなのでもう一度繰り返す。幸せだから笑うのではない。笑うから幸せになるのだ。忘れないで。

第4章
死ぬこともこわくない。人生なんてなるようにしかならないのだから

生き方は自分で決めよう

切ない映画を観た。安楽死をテーマにしている評判の映画だ。アレハンドロ・アメナーバル監督の「海を飛ぶ夢」はベネチア映画祭やアカデミー賞等で外国部門の賞を総ナメにした。監督の作戦にまんまと操られ、泣かされた。にくいほどうまくできている。この頃、歳のせいか涙もろくなってきた。正直に言うと、目頭が熱くなるなんて表現をズーンと通り越して、止めどもなく涙がこぼれた。

二五歳のとき、海の事故で頸椎《けいつい》損傷となって二八年、肉体の自由を完全に奪わ

れたラモンは、死にたいと思うようになる。ドラマはそんなラモンの内面に分け入り、生の意味を問うと同時に、ラモンの周囲の人々の葛藤をきめ細かく描き出していく。

自らもアルツハイマー病という不治の病に侵されていることで、ラモンと強く結ばれていく女性弁護士のフリア。ラモンを愛する子持ちの村の女ロサ。ラモンを実の息子のように愛し、彼の死の願いをかなえようとする義姉。息子を失う哀しみを無言で耐えようとする父。家族を支え、弟を死なせまいと激しく抵抗する兄。ラモンを愛しながら、死を前に葛藤する人々の姿が優しく映しだされていく。まったく動かない体から魂を解放したいと願う詩人ラモンは、実在の人物だった。安楽死を法的に認めさせようと活動するフリアとの恋がめばえる。そのフリアの病気は徐々に進み、彼女も車椅子の生活になる。

クリスマスの季節。車椅子に乗って、フリアが戻ってきた。フリアはそのままラモンの家に滞在し、ラモンの詩集を完成させる。「君に触れようと手を伸ばしたくても、永遠に近づけない。かなわぬ旅路、はかない幻、見果てぬ夢、だから死を選ぶ」。ラモンの独白が泣かせる。二人はお互いを必要としていることに気がつく。フリアはラモンに自分も死の決意をしていると告げ、ラモンの死に手を貸すと約束した。二人は、ラモンの詩集が出版される日に死ぬことを決めた。

安楽死の是非を問う裁判に負けた日、郵送されてきたラモンの詩集に手紙が同封されていた。フリアは決意を翻したのだ。その夜、絶望したラモンは家中に轟《とどろ》き渡るような声で号泣した。フリアのアルツハイマー病が進行していて、約束を覚えていられなくなっていた。切ないラブストーリーだ。美しくて悲しい。ウソではなかったのに、本当に愛しあって、かたい約束をしたのに、認知症という病気がすべてを忘れさせてしまった。二人の愛は永遠だったはずなのに、すべてを溶解させてしまった。愛ってなんだろうと考えさせる。

翌日、ラモンをたずねてきたロサが思わぬ言葉を口にした。「手を貸してほしい?」。ラモンを愛していた彼女は、何かをラモンのためにしてあげたかった。ラモンの望みをかなえることで、自分の愛をまっとうする道を選んだのだ。いくつもの愛の物語がちりばめられている。海の見える部屋で、ラモンは自分の死に協力してくれた人々が罪に問われないように、ビデオに自分が決意し選択したことを語り、静かに青酸カリを飲みほした。ラモンは自由になった。その魂は海に向かって飛び立っていった。

アメリカも尊厳死論争で国を二分して争ってきた。一五年にわたって植物状態にあったテリ・シャイボさん（四一歳）の栄養補給装置を停止するかどうかで、法廷闘争が繰り広げられた。尊厳死をさせようとする夫と尊厳死に反対するテリさんの両親が闘い、尊厳死を認めようとしないブッシュ大統領も闘いに加わった。世論調査は尊厳死を認める五四％、反対二九％。そして、テリさんの尊厳死は行われた。

日本でも安楽死問題がおきている。川崎協同病院の元医師は気管支喘息《ぜんそく》の重い発作で治療中の患者の気管内チューブを抜管し、筋弛緩剤という呼吸筋の動きを止める薬剤を投与して死亡させた。日本では安楽死は認められていない。しかし、次の四つの要件を満たしているときは、認められる可能性がある。①耐えがたい苦痛がある　②死期がせまっている　③苦痛を除く他の方法がない　④本人が安楽死を望んでいる。この例では、本人の意思も確認されておらず、喘息だったので痛みもなく、死期もせまっていなかった。被告は患者さんの声に耳を傾ける優しい医師だったようだが、安楽死と尊厳死の違いをわきまえていなかったのではないか。すでに挿管してある気管内チューブを抜くときは、もっと慎重でなければならなかった。

本人の意思が大事なんだ。命はその人のものなのだから。

安楽死を合法化させたオランダでは、年間約二〇〇〇人が安楽死をする。想像以上に多い。これでいいのだろうかと心配になる。死の権利運動は、宗教や医学に支配されてきた命を、自分のものとして取り戻そうとする運動である。英国やフランスは、安楽死を禁じながら、患者が望むなら、延命医療を拒むことができるようにした。安楽死は認めないが、尊厳死を認めようとしている。日本の進むべき方向も、この辺にあるような気がしてならない。

このテーマから学ぶことは何か、自分の命を自分で決めるという習慣をつけようということである。自分の意思が表示できないような状況に突然陥ったときも、「自分はこうしてほしかったんだ」ということを、書いておいたり述べておくことが大切だということである。

日本で安楽死が認められることはこれからも、しばらくの間、あり得ないと思う。尊厳死は、もしかするといずれ近々認められる可能性はある。ぼくは尊厳死を認めたほうがよいと思っている。もう死期が迫っており、耐え難い苦痛があり、ほかに楽になる方法がなく、本人がそれを望んでいるときに認めてもよいと思う。

でも安楽死や自死は簡単に認めたくない。

多くの死と接してきた経験から言うと、心が揺れて生きる力がなくなり死を選ぼうとする心が本物だとしても、心は揺れるものでまた時期が変わると生きたいと思うことがよくある。

そして、生き抜いたあと一〇年前を振り返ってみて、「あのとき、死ななくて良かったな、生きていて良かった」と思うことがほとんどである。たくさんの自死に失敗した人からそう聞いた。

人生の壁にぶつかっていたり、あるいは苦しみのなかにいたとしても、人生の壁を乗り越え、その人らしく生きてほしい。とにかく生きる。生きていれば、いつか必ず、「生きていて良かった」と思うことはできるはずである。

とりあえず、自分の命はできるだけ前向きに、背負わされた厳しい運命があったとしても、それをぼくたちは乗り越えて生きていきたいと思う。生きていなければ幸せに出会えないのだから。そう信じて生きていこう。

「男らしさ」なんか必要ない。男がときには優しい女らしさをもっていてもいい

自殺予防の電話相談を行っている大阪、神戸、茨城各地の「いのちの電話」で講演をしてきた。そこで、相談員たちから話を聞かせてもらった。孤独のなかで悩み苦しんでいる人や、心の支えを失った人を「電話」を通して支えようとしている市民運動だ。相談は無料。匿名で相談ができることが電話相談のいいところだ。

一九五三年にイギリスのロンドンではじまった。世界七〇カ国に広がっている。日本では約五〇の電話センターが開局している。今、日本は生きやすい国ではないらしい。厚生労働省が二〇〇五年六月はじめに人口動態統計を発表した。それによると、三万人以上の自殺者が七年も続いている自殺大国だ。年齢層別の自殺率では五五～五九歳の男性が目だって多い。

兵庫県は五〇代の男性の自殺者が、九四年に一八一人だったのが、阪神・淡路

大震災後、徐々に増加して、二〇〇二年には三七四人と倍増している。電話相談件数も年間一万二〇〇〇件と、九五年の被災時に比べると二倍に増加している。街並みは見事に復興を遂げているが、心はまだ癒やされていないことがよくわかる。震災による心の傷と不況による生活苦が理由とみられるケースが多くなっているという。

優しさや礼儀作法や、家事を要求される女性。世間の勝手な期待は女たちを生きにくくしている。一方、男たちは子どもの頃から、強さ、人との競争に打ち勝つこと、優秀な「稼ぎ手」になることを要求されてきた。ここに女は女の、男は男の生きづらささをうみ出す温床があるような気がする。

男性優位の社会では、男は生きやすいように単純に思っていたが、男たちもプレッシャーを背負わされていることに気がついた。少年や青年期にこのプレッシャーに負けて、引きこもりがはじまる男の子もいる。引きこもりの人からの電話も、男性が圧倒的に多いという。競争社会に自分が向いていないと気がついて、外へ出ていく勇気を失っているのかもしれない。

それまで人生を上手に歩んできた中高年が、人生の仕上げをする大切な時期に、

生活を支える仕事で心身をすり減らしてしまう。家では妻と母の間で疲れきってしまう。仕事に夢中になって生きてきたために、家のことは妻に任せてきた。そのために、子どもたちから信頼を失っている。困ったことがあったとき、相談相手を誰にするかとの質問に、父と言った子は、たった四%だったという。ぼくたち男どもは、家のなかで存在価値を見つけにくくなってきた。

その上、自分の生きがいとしてきた仕事場で、突然窓際に追いやられたり、リストラにあうと、自分の居場所は無いと思い込んでしまう。中高年男性のうつ病が増加しているという。

新築の家が震災で全壊し、生きるために、再度、新築をし、二重ローンの苦しみのなかで、想像もしていなかった不況が重くのしかかってきた。百数十万円の負債の責任をとって自殺した人がいる。まじめで責任感の強い人が自らの命を絶っている。

「いのちの電話」の相談員は、苦難のなかで、生きる力を失いだしている人の思いを、傾聴と共感で受け止めている。心のなかで「どんなことがあっても、生き抜いてください」と、思い続けながら、とにかく話を聞く。

生命保険会社は、自殺者の増加に伴って、契約後の免責期間を、一年から二、三年に延長しはじめている。自殺では簡単には保険金も、もらいにくくなった。生きている世の中がせち辛《がら》いだけでなく、死んでからもせち辛くなった。

男らしさや女らしさを求められることが、ストレスを生んでいる。もっと、おっとり構え、男らしさや女らしさから自由になろう。優しくて、よく気がついて、家事が得意な男は魅力的だ。強くて、たくましくて、決断力があって、生活力にあふれている女もステキだ。いろんなカタチがあっていい。男らしさや女らしさよりも、自分らしさを求めていくことが大事なのではないだろうか。

幸せは無理をしても得られない。

自分らしさが一番。

華道界のプリンスと言われている假屋崎《かりやざき》 省吾《しょうご》さんと、NHKの「生活ほっとモーニング」に出演したことがある。優しいのである、気遣いの人である。自分の主張もきちんとするが、こちらが何か言おうとするとすっと話しやすい空気をつくってくれる。なんともすごい人だなと思った。司会者が何を望んでいるのかに対する想像力が豊かである。司会者の要求に合わせることができる。そして、自分だけが主張せず、一緒のゲストであるぼくにもぱっと心配りをするのだ。ブラウン管で見ているときには女っぽい人だなと思ったが、男とか女という区別を超えて、人間として素敵な人だなと思った。

昔の人は、男は弱い動物だということを知っていたからこそ男たちに強さを要求したのではないか。乳幼児の死亡率も男の子のほうが高く、日本人の寿命を男女別にみると、七歳程、男のほうが短い。生物学的にみると男は間違いなく強くない。その上、男なんだからとプレッシャーがかかってくる。災害や病気や失業などの苦難のなかに放り込まれたとき、男らしさを要求されても、そんな世間の思い通りにされてはたまったものじゃない。

辛いときは、「自分らしさ」が一番。困難を前にして、自分らしい道はどっちかなと考える。闘いやチャレンジに進む人もあれば、ひと休みしようと思う人もいる。この違いがいいんだ。男だから、がんばらなくちゃあと思わなくてもいい。疲れたときは男でも女でもがんばれないことがある。「男らしさ」に押しつぶされて、自らの命を絶つなんて悲しい。心が疲れたときは、がんばらなくてもいい。なにがなんでも、がんばらない。

生き方も死に方も多様でよい

「生きること、死ぬことを大切に思い、人まかせでなく、自分の生き方を考えてみたい」

町の普通のおばさんたちが五年がかりで尊厳死の勉強会を続けた。ぼくの住んでいる茅野《ちの》市は人口五万七〇〇〇人の小さな市だけど、住民自治が浸透している。それぞれのプロフェッショナルも住民の活動に理解がある。地域の医師や、法律家、会計士、司法書士、宗教家などが協力して、丁寧な勉強会をしてきた。

住民が、顔見知りの医師と一体になった地域独自の仕組みのなかで、自分の命を選択できたらいいなぁと考えた。茅野市ではクリニックや診療所の先生を、かかりつけ医に持つ運動を広げている。かかりつけ医と病院の医師が協力し合えば、一人ひとりが自分らしい命のあり方を選べるのではないかと思った。

仕組みとしては、希望者が「植物状態に陥り、意識回復の見込みがないと、二人以上の医師が診断したときは、家族の同意を条件に、生命維持装置を止めてほしい」などを柱とする「尊厳死の宣言書」を作った。「いのちの輝きを考える会」が宣言書の原本を保管し、本人と家族がコピーを所持する。本人はさらに、宣言書と同じ内容を記した携帯用カードを所持する。

突然の交通事故にあったとき、本人がしゃべれず、意思を伝えられなくても、このカードを見た医師が、この人は、元気なときにこんなことを考えていたんだと知ることで、治療方針を決めるときの参考になるだろう。カードや宣言書に法的拘束力はないが、本人の自発的な意思の証拠となる。

実施がなかなかできず、足踏み状態のとき、産婦人科の開業医の先生が、医師へのアンケート調査をした。開業医と病院勤務医の尊厳死に対する意識調査で、八割以上が尊厳死に賛成し、反対したのは三人だけだった。同会はアンケート結果から「尊厳死に協力してくれる地元医師は多い」と判断し、カード発行を決めた。登録カードの発行には一〇〇〇円がかかるが、日本尊厳死協会に比べ登録費用負担が少ない。あっという間に一〇〇〇人が尊厳死カードを持った。

一〇年程前、高血圧で治療中の高齢の女性から、外来でこんなことを言われた。

「先生、万が一、私が植物状態になって、助かる見込みがないときは、人工呼吸器につながないでね」

「オーケー、オーケー。心配しなくていいよ。カルテに赤枠をして、今の言葉、書いとくよ。ぼくが居ないときでも、医師はこのカルテを見るので、あなたの思いが通じるようにしておくよ」

たいがいは、これでうまくいくのに、この方のときは違っていた。遠い親戚が来て、突然、混乱を引き起こした。

「助からなくてもいいんだ。命はかけがえのない大切なもの。最後の最後まで人間は全力でがんばらなくてはいけない。人工呼吸器を使ってでも生かしてほしい」

もちろん、悪意はない。病気に倒れた方を大切に思ってくれているのだ。がんばり続けて成功してきた人は、人にもがんばりを要求することが多い。大きなお節介。本人は脳死状態や植物状態になったら、無理しないでくださいと言っていたんですよと説明しても、聞く耳を持たなかった。

臨終の場で、こういう人が一人出てくると、本人の意思に反して延命治療せざるを得なくなる。ぼくを信頼してくれていたのに、申しわけなかった。あのとき、このカードがあったら、がんばるのが好きな横ヤリおじさんに納得してもらえたかもしれないと思った。

「私たちは、自分の〝いのち〟を大切に思い感謝し、最期《さいご》まで自分らしく生きたいと思っています。地域で医師と私たちと家族がこの願いを理解し協力しあえるように尊厳死の意思表示カードの実現に向け話し合ってきました」

勉強会を進めてきた役員が言う。

「このカードをきっかけに家族で話をすることが大切なのです」

「私たちは、自分の〝いのち〟を自分でコントロールしたいとか、縮めたいと考えているのではありません。与えられた〝いのち〟だからこそ大切にしたい。自分のためだけでなく、残された家族に苦労させないためにも、無駄なあるいは無理な延命治療を望まないことをはっきりと、示しておきたかったのです」

それぞれのおばさんたちが良いことを言う。「尊厳死の意思表示カード」は法的な効力はない。あくまでも個人の意思を表すカードなのだ。

この地域で住民と医師が尊重しあい、人間らしい最期を迎えられることを願い、その願いがカタチになった。信州の田舎の小さなこの町の空気はもともときれいだったが、この町の空気がさらにおいしくなったような気がした。

医師会の先生がこんな発言をした。延命治療を拒否する人がいる。その一方で、自分の細胞が最後の一個になるまでがんばりたいと希望する人がいる。この両者は、個人の尊厳を損なわず、望んだ死を迎えるという点では同じである。どちらも大切にしたいと思う。

いいなあと思う。尊厳死も大事だけど、ネバー・ギブアップで病気と闘い続ける人がいてもいいんだ。一人ひとりの生き方も死に方も多様でいい。大事なことは選択できること。命は誰のものでもない。自分の命を自分で決められることが大切なのだ。

どんな人にも必ず死はやってくる。ずっと生きたいと思っても、一五〇年も二〇〇年も人間が生きられないことははっきりしている。多くの日本人は、情報化社会のなかで生きて人間の命が有限であることを知っている。死にたくはないが最期が近づいたときには、できたら痛くはなく、苦しくはなく、そして家族にあまり迷惑をかけず、できたら家族に囲まれてこの世とおさらばしたいと考えている、それでいいのではないかなと思ってきた。

自分はこうしたいという思いが達成できるといいな。そのためには、自分はどう生きたいのかと考えることが大事なのである。そういう習慣をつけることが、いつかやってくる死への準備になるだろう。幸せな人生には、幸せな死がよく似あう。

ここで考え方を変えてみよう。限りがあるからいい、限りがなく二〇〇年も死ねないでしわくちゃの顔で生きていなければいけないなんて、これは地獄。あるとき、人生の幕が下りていいのである。考え方を変えれば、やってくる死も恐くはなくなる。

ひょっとしたら、寿命がきて死ねるって幸せなことかもしれない。アメリカ大陸に昔から住んでいたある部族の古老が「今日は死ぬのにとてもいい日だ」と語った。春を待つ耕された畑、遠くへ行っていた子どもたちも帰ってきた。幸せなのだ。いつお迎えがきてもいいよって心境があるような気がする。

精いっぱい生きればいいのである、できたら楽しく、できたら自分らしく。それ以上はなるようにしかならないと割り切ってみよう、ちょっと生きるのが楽になる。

死は負けではない

怪人二十面相のような魅力的女性。なんだか、女性への誉め言葉にならないけど、とにかく色々な顔をもった美しい女性なのだ。

山梨県の教育委員長をしていた。偉いのだ。三人の子どものお母さん。肝っ玉母さんなんです。イギリス人の夫がいる。なんでもできる優しい夫に恵まれている妻なのだ。幸せ者ということ。全国から声のかかる命の講演会は絶品。次々に命の本を出版する。内藤いづみ。在宅ホスピスの専門医。今が旬《しゅん》。

いづみファンは多い。永六輔、遠藤順子、柳田邦男、ピーコ……かくいう私も。みんな内藤いづみに最期を看とってもらいたいと思っているのかもしれない。がんの患者さんが具合悪いと、夜中でも往診してくれる。時には、すぐに飛び出せるようにジャージを着て眠っている。全力投球だ。

在宅ホスピスの専門医って、なんだかわからないかもしれない。もっとわかりやすく言うと、自宅にいたいと思うターミナルステージのがん患者さんの希望をかなえてくれる医者。アンケート調査によると、六割の人が自分の家の畳の上で、苦しまずに死にたいと希望している。大好きな自宅で、限られた時間をその人らしく生きるのを応援してくれる医者。痛みや苦しみをとり除いてくれるプロフェッショナル。いづみ先生なら、最後の最後まで意識をはっきりさせたまま、痛みをピタッと止めてくれる。

日本の医師は患者さんの痛みに鈍感だ。患者さんが「痛い」と訴えると、「がまん・がまん」とか「痛くない・痛くない」なんて平気で言う。もっとひどい医者がいた。病院での緊急処置が必要だったので、救急車に同乗して、それまで、がんの治療をしていた病院に付き添った。担当医は本人の聞いている前で、「末期の人に何をしても無駄です。ここに来てもすることはない」と冷たく言った。いづみ先生は冷たい医療に黙っていない。闘う。死にゆく人を最期の瞬間まで、一人の人間として尊重したいと思っている。

がんの痛みに対して、我慢なんか、いいことはこれっぽっちもない。世界保健機関（WHO）が「WHO方式がん疼痛《とうつう》治療法」のガイドラインを発表している。痛みの強さに応じた薬を使う。痛みが強ければ、最初からモルヒネを使ってよい。

日本人にはここで、誤った思い込みがある。ひとつは麻薬を使うから、もう終わりだと思いがち。そうではない。早期がんでも、痛みが強いこともある。そのとき、痛みをとり除いてあげると食欲もでて、元気になり、病気の勢いを止めることができる。

次の先入観は、モルヒネは麻薬なので依存症になるのではと心配する。研究の結果、がんの痛みに対して、適正な量のモルヒネを長期間使用しても、精神的な依存はおこらないことがわかっている。

国際麻薬統制委員会の二〇〇一年のデータによると、一〇〇万人に対して、一日のモルヒネの消費量（g）は、カナダ一三五・五、オーストラリア一三一・一、フランスが八七・〇、米国が八五・三と高いのに、日本は一九・八と先進国のなかでは極端に低い。

日本では、痛みを我慢させられている患者さんが、いかに多いかという不名誉な結果だ。

医療用モルヒネの使用量と、その国の文化水準は正比例するという学者もいる。日本は文化の後進国なのかもしれない。

日本でもやっと、使用量が増加する傾向が最近見られる。代診を置いて、いづみ先生が日本中を啓蒙して歩いている成果かもしれない。

いよいよという状態のとき、いい子を演じなくてよい。がんばらなくてよい。せめて、痛みだけはしっかり止めてと、病院に要求してよい。腕のよい緩和ケア医なら、トータルペインの緩和をしてくれる。体の痛みだけでなく、心の痛みも、社会的な痛みもとり除いてくれる。さらにスピリチュアルな痛み、この世からいなくなる不安など、言葉に表しにくい痛みも緩和してくれる。

あるとき、スイミングスクールのインストラクターが、がんの末期になった。彼は最期まで水に触れていたかった。いづみ先生は、水着になって患者さんから水泳を教えてもらうことを通して、患者さんの心をつかんだ。主治医を指導した患者さんは、なによりもの生きる力をもらった。

賭け事の好きな患者さんが、がんの末期になった。自宅で、最期まで競馬をやれるようにしてあげた。大穴を当てた。その人がその人らしく生きることをモットーに最期まで、いづみ先生は丁寧に支える。体の痛みだけでなく、心の痛みにも心を配る。

「こんなドクターの近くに住んだら、人生の最終章が豊かになるだろう」と柳田邦男さんが語っている。その通りだと、ぼくも思った。

今まで嫌な死をたくさん見てきた、辛い死をたくさん見てきた、悲惨な死をたくさん見てきた、そんな人たちにとっては、死は恐ろしいものと思えてしまうだろう。最後まで自分らしくちゃんと生きて、感謝して自分の人生を終える。決して難しいことではない。死のなかにだって幸せは隠れているのだ。そこへ行くまでのプロセスを自分らしく、心豊かに生きること。その結果、やってくる死は、人生の負けではない、きっと。

ミスをしてもいい。ミスは活かせばいいと思えれば恐いものはない

「がんに負けない、あきらめないコツ」というシンポジウムが開かれた。主催は朝日新聞社。後援は日本対がん協会。ぼくの基調講演の後に、樹木希林《ききりん》さんとの対談。希林さんを加えて、さらにシンポジウムが行われた。五〇〇〇人の応募。がんに対する関心の高さがよくわかった。

がんになった感想は、と聞かれた。樹木希林、いとおかしと答えた。軽いおかしさではなく、深みのあるおかしさ。切なさも漂う。はじめてお目にかかったが魅力的な人だ。

なんだか気が合ってしまったようだ。会わせたい人がいるので東京に来る機会があったら家に寄って、と電話がかかってきた。会わせたかった人は佐々木崇先生。足医術といって足をもむことでいろいろな病気を治すらしい。希林さんも時々治療してもらっているという。

感動したのは希林さんの家。すごかった。ダイナミックで繊細。コンクリート

の打ちっ放しの建物なのに、何かあたたかい。娘夫婦との二世帯住宅だが、それぞれのエリアがまったく違うコンセプトの家のようだ。太陽と遊ぶような空気の漂う陽あたりのよい「天」の家と、月の光を愛《め》でたり、葉が落ちていくわずかな音を聞き逃さないような静かな空気の漂う、陰影を楽しむ「地」の家。

もちろん希林さんは「地」の家の住人だ。雨の日には雨の音が、雪の日には雪の音が、風の日には風の音が、耳元で聞こえるに違いない。

ヨーロッパのアンティーク家具と、和の古い家具が見事にマッチしている。露天風呂が気持ちよさそう。一分《いちぶ》の隙もなく張り巡らされたセンス。

一緒に住んでいない内田裕也《うちだゆうや》さんのかっこいいポスターがきれいに額装されて壁にかかっていた。繊細な破壊者っていう空気がいい。裕也さんの部屋はちゃんとあった。すべてがおしゃれだ。

この家を見ていて、ああ……そうか、わかったぞ、と思った。彼女の芝居も、CMも、昔、郷ひろみとデュエットしていた歌も、このセンスに裏打ちされた完璧主義なんだ。

丁寧な人だ。ぼくの泊まっているホテルに希林さん自らが車を運転して送り迎えをしてくれる。かえって恐縮してしまう。気くばりの人なんだ。

無駄なものが何一つない。生活の匂いのするようなモノが置かれていない。どの部屋もきれいでスキッとしている。

「私はあまりモノにこだわらないんです。そういえば『癌《がん》』は病《やまい》だれに品の山と書くんです。つまり、品物に執着するとがんになる」

インテリジェンスのある人だ。『大辞林』でなく、さすが「大希林」なんだと感心した。なるほど、なるほどと思っていると、ちゃんとその後にオチを用意していた。

「でも私、がんになっちゃいました」

自分の病気を笑いの種にする。笑いの力は強い。でも、気の遣いすぎと完璧主義は病気に関係しているかもしれない。ちょっと注意。

「私が、乳がんだろうなあと自分で感じまして病院に行ったのは、一昨年の九月でした。あの人、芸能人だからいい病院を知っていて、きっと助かるのよ、なんて思われるんですけれども、そんな優遇はまったくされていませんよ。

私は病院を、建物と居心地で選びました。

その病院のお医者さんから簡単に、あ、がんですよ、って。ドラマの告知シーンとは違ってあっけなく。

乳は残しますか、と言われて、どっちがやりやすいですか？　と聞くと、そりゃ全摘のほうが簡単です、じゃそれで」

笑ってしまう。不思議な感性。達観している。

家を造っているときも、ミスをしてもすぐに直さないでくださいと設計士に言ったという。かえって面白いものが造れないかと考えるという。

「たとえば私の顔、これがミス。私が生き残れているのは、ミスを活かそうとしてきたから」

笑ってしまった。

自分の顔をまな板に載せて料理してしまう。すごい人だと思った。

人間はミスには触れたくないはずなのに、これができる人は強い。こういう人は自分の人生をいいほうへ変えていく。

地方のある博物館のオープニングセレモニーに参列することになった。黒留袖を用意していた。ところが帯締めを忘れてきた。しばし呆然《ぼうぜん》。ホテルの部屋を見回した。何にもない。ふと湯沸かしポットの電気コードに目が留まった。

皇室の方もご列席され、声をかけられた。

「素敵なお着物で……」

「……ウッ、ハッ……」

と、両肘で脇を押さえながら引き下がったという。

「両端にぶら下がっているプラグをお見せしてあげれば、笑って喜んでいただけたかもしれない」と残念がる。お茶目なのだ。楽しい人。頭のいい人。

「ところで、私にはずっと別居中の夫がいるんですが、がんのことは伝えなければいけないと思って、私、乳がんだから、と彼に言ったら、えっ、と言ったきり絶句しましてね。そのとき、夫をいい人だなぁと実感できたんですね。だから、がんがきっかけで夫との関係がまさしく良くなりまして、気持ちが通じるようになったんですね」

がんになってもポジティブにとらえる。失敗しても笑いの種にしてしまう。病気に負けない、人生にも負けないヒントを見つけたように思った。

失敗を恐れるから人間は硬くなる。体が硬くなれば、ますます失敗は多くなる。ミスをしてもいいんだと思い込む、自然にミスは少なくなる。ミスをしたらそのミスをどう利用するか、それが人生の生き方と思ってしまえば、人生はうんと楽になる。

死ぬことも、失敗することも、ノープロブレム、問題ではないのだ。それをどう活かすか、そこに人生の面白みがある。

失敗は活かせば幸せにつながるのだ。失敗をおそれないで。

第5章 健康な体をつくろう、運が必ずやってくる

歳にもがんにも人生にも負けないためには、がまんしたりがまんしなかったりが大事

鳥越俊太郎さんと対談した。若い。シャツの〝ボタン二つはずし〟が有名だが、お会いしたときは、ボタンのないジッパーのシャツで登場。当然ジッパーは胸元まで開けている。

二〇〇五年の一〇月、彼は大腸がんの腹腔鏡《ふくくうきょう》手術を受けた。大腸ファイバーによる検査中、テレビ画面で自分の大腸のポリープを見ながら、医師からがんの告知を受けた。ステージⅡの進行がんだった。リアルタイムで告

知を受けたことによって、告知のショックは少なかったという。むしろ闘う相手がはっきり見えたことで、自分の病気と闘いやすくなった。さすがにジャーナリスト魂。

「やっぱり働きすぎはダメだなあ。病気になる前、体がきつい、こんなことしてたらオレ死ぬわ、と思ったことが何回もあるんです」

交感神経の緊張がずっと続いて、おそらくがん遺伝子のスイッチがオンになったのだ、と自分で自分の体を分析している。楽天的でポジティブ。普段はダラッとしていて、ハードルがあると俄然《がぜん》、集中力が出てくるタイプだという。そして、なるようにしかならないと考える。しかも、発病した理由もよく分析し、便のなかに出血するとすぐに検査を受け、すぐに診断をしてもらい最適な治療を受けている。病気から逃げずに、前向きにきちんと対処している。告知を恐れず、事実をきちんと受け止め、やるだけのことをやったら後はしょうがないと思っている。これがいい。これが助かる大事なコツのような気がする。

鳥越俊太郎は、基本的にはがんばる人だが、がんばらない面を持っているところがいい。がんばり続けていると、常に交感神経が緊張状態になる。交感神経が緊張すると、リンパ球が減って免疫力が下がり、がん抑制遺伝子にスイッチが入らない。がんばらないと時々思うことによって、体はホッとして力が抜け、副交感神経が刺激されて、リンパ球が少し増え、免疫力が上がる。

風邪をひいたり、肺炎になったりしたときは、がんばっていい。がんばると、交感神経が刺激されて顆粒球《かりゆうきゆう》が増え、風邪や肺炎を克服しやすくなる。がんと感染症とでは病気を防御するシステムが違うのだ。

だから、がんの予防のためにも、がんと闘うためにも、「がんばらない」と「がんばる」のバランスが大切なのである。鳥越さんは、この辺がなかなか見事だと思った。

「ぼくの食事の具体例を言いますから、指導してください。朝は、バナナ半分、ヨーグルト、紅茶にベーグルパン。昼もベーグルで、小エビや各色の野菜を挟んだサンドイッチ。夜は、十穀米に、豆腐となめこなどのお味噌汁《みそしる》、あじの開きか天然鯛のさしみ、大豆とサトイモの煮物に、ブロッコリーなどの茹《ゆ》で野菜」

優等生なのだ。中性脂肪が少し高いのを改善できるように工夫されているし、がんの再発にも心配りされているのがわかる。

腸が動けば副交感神経が刺激されてリンパ球が増えて免疫力があがる。繊維《せんい》の多いものを食べると腸の蠕動《ぜんどう》運動が刺激される。とても腸によいものを鳥越さんは食べている。がんを再発させないためには抗酸化力が大切。色素が大事。色のついた野菜を食べている。鳥越さんの食事はとてもよい。大腸のポリープ性のがんのできた人は、そこは、もう治っても、他に数年後に再発することが多いのだ。だから食事に注意しながら、年に一回の大腸ファイバー検査が大事なのだ。

厚労省のアンケート調査で、がん体験者の半数以上が再発・転移の不安や恐怖を持っていることがわかった。日本人の三人に一人ががんになる。治った人たちの多くは再発や転移を心配しているのだ。

「魚は、奥さんに半分取られると言っていたけど、あじなんかは一匹食べてもいいんじゃないかな。青い魚に含まれているＥＰＡ、ＤＨＡは血液をサラサラにするだけでなく、がんにもいい。一日一回は魚を食べてほしい。フライ以外はオーケー。さしみでも、焼き魚でも、煮魚でもいい。それから、週に一、二回は少量の肉が入ってもいいかなと思います。

時々無性にトンカツが食べたくなるということですが、たまには二切れくらいのトンカツは、食べてもいい。ヨーグルトか、牛乳を飲む。小魚を取り入れると、ダイエットによる骨粗鬆症《こつそしょうしょう》などの心配がないですね。あと、海藻類が少ないかな。術後に一度腸閉塞になりかかっているので、わかめなどではなく、寒天を利用するといいですね。大豆はがん予防にいい。納豆、豆腐はしっかり食べましょう。がんとの闘いは、ちょいコレ、ちょい太、正常上限のコレステロールと体重が理想です」

鳥越さんの闘い方は、心構えも含めて一〇〇点満点のような気がする。がんばったり、がんばらなかったり、これが大事。がまんしたりがまんしなかったり、これも大事。生きていくためにはがまん、がまん。しかし時々、自分にごほうびをあげること。たまにトンカツを食べたいときは食べていい。おいしいものを食べると幸せホルモンのセロトニンが分泌される。幸せさがしのヒントがあった。ぜいたくでなくていい。セロトニンという脳内ホルモンは腸の周りに八五%あるのだ。腸の蠕動運動がおきれば、セロトニンが分泌される。腸を動かすには繊維が一番。新鮮な野菜や海藻やキノコを丁寧に料理して、いい雰囲気で、気のあう人と「おいしい」「うまい」と食べれば幸せに出会える。がまんのしすぎはよくない。がまんしたり、がまんしなかったり、これが大事なのだ。鳥越俊太郎は、「歳に勝てる」だけでなく、間違いなく「がんにも勝てる」とぼくは思った。

時々、おいしい物を食べよう。食べれば幸せホルモンがでる。

丁寧に生きれば幸せが見えてくる

「森のイスキア」と呼ばれる不思議な場所が、青森にあると聞いていた。そこには一人のおばあちゃんがいて、おむすびを握ってくれるという。ただそれだけなのに、全国から人が集まってくる。学校に行けない子、リストラにあった中年の男、消費者金融の返済ができず脅かされている主婦、拒食症の子。

丸いちゃぶ台にみんなが集まってきて、自分の人生を語りながら食事が始まる。

拒食症の子は、みんなとは一緒に食べられないが、おばあちゃんは無理強いをしない。

あるがままの自分を受け入れてもらっている、そう実感できるようになると、食べてみたくなる時が来る。

時が来たときに食べてもらう。

おいしいと思った瞬間、心の扉が開く。

「食」ってすごい。

命そのもの。

おばあちゃんは、がんばれなんて言わない。

じっと話を聞くだけ。

「自殺を思いとどまったり、不登校をやめて学校へ行ったり、数日で生き方が変わることがあるのは、自分の考えがもともとあって、それに本人が気づいただけ。私は何もしていません。数日で私が何かしてあげられることなんてないのです。みんな自分で答えを持ってきています。私自身が丁寧に生きる。私が、一人ひとりを丁寧に迎え入れ、丁寧に食事のもてなしをする。それを見ていただくだけなのです」

そうだよなあ。ぼくらは途中で相手の言葉を遮って、せわしく、こう思う、こう思うよ、と諭してしまう。そこでじっと待てないんだなあ、現代人は。同じ言葉にしても、指導された言葉より、自分の力でたどり着いた言葉のほうが、その人の人生を変える上で、大きな力があるように思う。

おばあちゃんの名前は、佐藤初女《さとうはつめ》さん。八四歳。

誰が握ったかわからないおむすびは嫌い、何が入っているかわからないおむすびは嫌い、と言っていた拒食症の子どもも食べだす。食べるって、信頼の証《あか》しなんだ。初女さんが握っている。初女さんが漬けた梅が入っている。すべてが見えているのだ。人間不信になっている人にも、学校や会社で傷ついている人にも、家族のなかで傷ついている人にも、初女さんは諭さない。指導しない。心から聞くことだけ。

「野菜を湯がいていると、茎が透き通る。その瞬間、火を止める。野菜の命が、私たちの命とつながるため、生まれ変わる瞬間。その瞬間を見逃さないよう、私は神経をピンと張り詰めます。茹ですぎてはいけないのです。湯がかれた野菜は、体の隅々まで血が通う。収穫のときも、料理のときも、野菜や山菜に話しかけます。自然に生かされている自分の姿が見えてくるのです」

初女さんが握ってくれたおむすびを食べさせてもらった。実にうまい。なんなのだろう。不思議だった。初女さんは穀力《こくぢから》だという。おいしいものを食べるのではなく、おいしく食べるのが大事、と初女さんは言う。「食材を命と思って大事にしています。新鮮であること、旬であること、土地のものであること」

贅沢《ぜいたく》な食材を食べるのではなく、食材が持っている力をできるだけフルに発揮で

きるように、手を加えるのだ。

　食べると腸が動きだす。腸が動きだすと、副交感神経が働き、リンパ球が増え、免疫力が上がる。腸のまわりには、セロトニンを分泌する見えないシステムが張り巡らされている。初女さんのしっかりとした力のあるおむすびは、腸に蠕動運動を促し、セロトニンを分泌させる。セロトニンが幸せ感をおこすのだ。

「人が自分の気持ちを語りだしたら、ただ聞いてあげればいいのです。すべてをそのまま受け止めるようにしています。傍《はた》から見れば、たいしたことないと思うような小さなことであっても、本人にしてみればそれが苦しみのもととなっているのですから、その人が感じている重みのままに受け止めてあげたい」

　なんともすごい人だ。初女さんの持っている空気が違う。何かを納得させ、感じさせてしまうような空気があるのだ。

「一緒に食べると、深いところで心が通い合えるのです。おなかが満たされてくると、自然に感謝の気持ちがわいてきて、次には他人に何かしてあげたくなる。おいしい食事は体のなかにすっと吸収され、細胞が躍動して血が動きだします。おいしいものを食べてもらいたい。それは昔も今も変わらない、私にとっての喜びなのです」

困った人が訪ねてくることもあるだろう。そんなときどうするのかと聞いてみた。

「今は辛い関係だとしても、常に心を通わせていると、いずれ新たに出会い直すチャンスが巡ってくる。私は時を待つことにしています」

そうだよなあ。嫌な人に会うと、つい拒絶したり、批判したり、ダメ人間のレッテルを貼《は》ったりしてしまう。そのときに、拒絶もせず、批判もせず、悪いレッテルも貼らず、じっと時が変わるのを待つ。そうすればいつか理解しあえる日が来るのかもしれない。こうやっていろんな人を受け入れてきたのだろう。なんとも大きな人である。

背中が曲がって、小さな、かわいらしいおばあちゃん。美しい顔をしている。肌が透き通るようにきれいだ。初女さんの言葉を聞いていると、同じ青森出身のぼくの父、岩次郎《いわじろう》を思い出す。縄文の空気をそのまま持ち続けているような、素敵なおばあちゃんと出会った。自分も年をとることを恐れず、初女さんのように素敵な年のとり方をしていきたいと思った。

生きていると辛いことがいっぱいある。リストラをされた、子どもが学校でいじめに遭っている、子どもが引きこもっている、寝たきり老人が家にいて介護が大変、家にお金がない、夫が浮気をしている、家族の仲が良くない。生きていると嫌なことがいっぱいある、それが人生。

嫌なことがあったとき、初女さんのおむすびを思い出す。初女さんが握ってくれたおむすびの味を思い出す。初女さんのようにはつくれないけれど、ゆっくりお米をといでご飯を炊いて、ご飯の炊ける湯気の音や、湯気を通して伝わってくるお米の匂いを感じながら、熱々をふうふうしながらおにぎりを握ってみる。固く握り締めないように、やわらかく、そして崩れない程度に神経を集中させる。

テレビのスイッチを切って夕焼けを見ながら、ゆっくりおむすびを味わってみる。

時には、握ったおむすびを持って散歩に出るのもいい。街のなかをあてどもなく歩いてみよう、そしてどこかにたどり着く。公園か、神社か、お寺か、学校の校庭か、川がある街なら川べりでもいい。海のある街なら海に出てみるのもいい。腰掛ける場所を探し、自分の握ったおむすびを食べてみる。きっと元気が出てくる。シンプル・イズ・ビューティフル、シンプル・イズ・パワー、簡単なものでいいのである。簡単なものに美しさや生きる力があるように、ぼくは思う。丁寧に丁寧に生きてみよう。幸せが見えてくるはず。

だまされない

日本では、五〇万人が毎年新たにがんになる。三〇万人以上が、がんで毎年死ぬ時代。なんと三人に一人が、がんになるんだ。えらいことだ。

がん患者をだますバイブル商法が摘発された。「末期がんに効く」といううたい文句で、がん患者をだました。アガリクスだ。アガリクスは全国で、年間二〇〇億円以上の売買があるらしい。薬事法で健康食品には効能を書いてはいけないことになっている。商品に効能が書けないので、別個にバイブル本で効能を印象づける。

この本の宣伝を大手の新聞や雑誌に載せる。「即効性アガリクスで末期ガン消滅！」とか、「徹底検証！ 末期ガンに一番効くアガリクスは何か」などのセンセーショナルな題名をつけた本の広告を載せる。本の題名だから、薬事法に抵触しないと、勝手な論法で法の網の目をかいくぐる。巧妙な手だ。末期がんが治ったというのはすべて捏造《ねつぞう》だった。

前々から興味を抱いていた福田一典医師に話を聞いた。アメリカでがんの分子生物学的研究をしたり、国立がんセンター研究所のがん予防研究部第一次予防研究室室長をしたり、岐阜大学医学部東洋医学講座助教授などを歴任して、現在は銀座東京クリニック院長。この医師なら、がんの代替医療の専門医として信用できると思った。

がんにならないための一次予防と、がんの治療はすんだが、再発させないための三次予防に、抗がんサプリメントが期待されているという。

たとえば肝がんの手術をした後、三年の間に三分の二が再発している。がんができやすい土壌がある。だから三次予防が必要。がんが治った後、新しいがんが発生することもある。がんになっていない人に比べて、がんになりやすいと考えて、抗がんサプリメントに期待している人もいる。

ミシュランのレストランの評価のように、まったく効かない星ゼロから科学的に効くという根拠のある星三つまで、四段階に分けた。残念だが、バッチリ効く、三つ星の抗がんサプリメントはないという。人間の体で効いたという根拠のあるデータは、今のところないのだ。

噂のアガリクスは、抗がん活性をもった多糖体のグルカンで星一つ。メシマコブもヤマブシタケも星一つ。まるで効かないわけではないが、効くと思い込みすぎないほうがよい。星一つは、少数の効いたという症例報告のレベルだ。必ず効くわけではないことを肝に銘じよう。

大阪府立成人病センターの研究では、肝がん手術後の四〇例にアガリクスを使ったが、再発を防ぐ効果はなかった。末期がんが治るという期待は、科学的にはもてないのだ。

茶カテキン、イチョウ葉エキスなどは抗酸化作用のあるポリフェノールである。抗酸化作用は、悪玉酸素が、老化や動脈硬化やがんを発生させるのを防いでくれる。でも、やっぱり星一つである。プロポリスもよく飲まれているが、実際は星一つで、それほど期待できないという。サメ軟骨エキスは血管新生の阻害をしてくれるので、がんの進行を止めると想像されているが、臨床実験ではまだ効果が証明されていない、星一つだ。高麗人参は星一・五で少し評価が高い。

星二つは、動物実験や基礎研究で、有効性が明らか。豆腐、みそ、納豆などの大豆製品は星二つである。同じ大豆でも、大豆イソフラボンは星一つ。自然の大豆製品のほうが、がんの発生予防に期待が持てる。しかしすでにがんの人は、大豆イソフラボンも大豆製品も慎重にしたほうがよいと言われている。「発掘！あるある大事典Ⅱ」のように納豆を何パックも食べるのはダメなのだ。大豆はエストロゲンを刺激する作用があるので、エストロゲン依存性の乳がん、子宮体がんの人は念のため大豆のとりすぎに注意したほうがよい。

トマトなどの赤い色素のリコピンやビタミンC、E、コエンザイムQ10などは、抗酸化作用があるので星一・五。少し期待がもてる。

「トマト寒天で八キロやせた」。ぼくのダイエット法である。リバウンドしていない。リコピンと繊維がいいのだ。トマト寒天を食べていればやせられるわけではない。トマト寒天でお腹がふくらむので、他の食事量を減らせるのだ。

不飽和脂肪酸のDHAやEPAは、がん細胞の発育を抑える可能性が高く、星二つである。脳卒中や、心筋梗塞の予防にもなるすぐれものだ。魚に多く含まれている。魚の脂がいいんだ。これはアンチエイジングにも効果がある。

喫煙と飲酒量の多い人は、βカロチン摂取でがんの発生リスクが高まるという。カボチャなどのβカロチンなど黄色い色素は抗がん作用があるのだが、喫煙者は、摂りすぎに注意。タバコを吸うので肺がんの予防のためにβカロチンを大量に摂ったら、かえって肺がんになりやすかった。抗がんサプリを妄信しないように。免疫力を高める健康食品は、悪性リンパ腫には逆効果になるという。抗がんサプリは薬ではなく食品だから安心、と思ってはいけないのだ。

ニンニク、キャベツ、ショウガなどは、かなりがん予防効果のある食品だ。米国のデザイナーフーズ・プログラムで高い評価を受けている。

この米国国立がん研究所の発表を見てから、ぼくはニンニクやキャベツやショウガをよく食べるようになった。特にショウガにこだわっている。野菜炒《いた》めにもショウガを使うし、豆腐などにはショウガを今までの三倍ぐらいどっさりと使うようになった。

魚のEPAやDHAの脂はいい脂なので、魚をたくさん食べるようになった。週五回は魚を食べることと決めている。魚をたくさん食べるかどうかは、長生きへの大きな分かれ道となる。魚をたくさん食べることで、脳梗塞や心筋梗塞などの血管を閉塞させる病気が半減するのである。ぼくはよくおすし屋さんに行くが、おすしを一貫《いっかん》食べるたびに大量のガリを食べるようになった。ガリは、何回もお代わりをして食べる。食べ終わってお金を払う頃になって立ち上がると、体が汗ばんでいることに気がつく。代謝をよくしているのである。ショウガや唐辛子に含まれる成分カプサイシンをたくさん摂ることも、ダイエットには大切である。

　サプリメントだけではなく、大げさな広告はいっぱいあるので、だまされないようにしたい。「レタスで安眠」とか「納豆でやせられる」とか、テレビの大げさな言い回しにもだまされないようにしたいものである。人生のなかには、悪気**はなくても誤った仕掛けが張り巡らされることが多い。できるだけ人生の仕掛けを見抜いてだまされないように、まず自分がしっかり生きることが大切なのではないだろうか。うまい話には立ち止まろう。本当の幸せは立ち止まっても逃げていかないよ。ゆっくり、ゆっくり考え直していいのだ。**だまされないためには時々、信頼できる人の話に耳を傾けて、ちょっと立ち止まることをすすめたい。

「フード・ファディズム」という言葉がある、食品信仰とか食品への思い込みと訳せばいいのだろうか。はっきりしないが何兆円ものサプリメントが売られているという、おかしな時代だ。

　たとえば、ネズミにタマネギを食べさせると血糖値が少し下がったと聞くと、タマネギをたくさん食べると血糖値が下がると思い込む。ネズミの血糖値が下がったのと同じ効果を期待するためには、人間では、タマネギを、毎日五〇キログらい食べなければ効果は出ないという。

食品でもサプリメントでも、これひとつで健康になれるというものは大概、うそが多いように思う。特にサプリメントにそうこだわる必要はない。きちんとしたバランスのよい食事をとっていれば、サプリメントはいらないのである。磁石の入った腕輪で血液がサラサラとか、何十万円もする健康フトンとか、何万円もする水とか。リフォーム、エステ、絵画、悪徳商法はいっぱいある。健康機器、健康食品、浄水器、だまされないようにしないと。大げさな広告にだまされず、あたりまえの食事をあたりまえのようにバランス良くとっていけば、間違いなく長生きができる。だまされないようにしよう、人生に負けないために。

本当の幸せは逃げてはいかない。焦っちゃダメ。怪しいと思ったら立ち止まる勇気をもとう。

第6章

「がんばらない」けど「あきらめない」

がんばらない神経を時々、刺激しよう

緊張やストレスがあると、血管が収縮し、血圧が上がる。循環が悪くなり、脳卒中や心筋梗塞のリスクが高くなる。

寒さも交感神経を刺激して、血圧を上げる。部屋の中をあたたかくすることは、このリスクを少し減らすことになる。

家の中での急激な温度差は特にいただけない。あたたかい部屋から、寒いトイレや浴室へ、さらに熱い湯へ。今でも、トイレや浴室で倒れる人は多い。日本の古い家屋によく見られる激しい温度差は、高齢者には特に注意すべきことである。

もう一つ、心の持ちようによって脳卒中や心筋梗塞のリスクが減ることもわかってきた。イライラしたり、怒ってばかりいると血管が収縮し、血圧が上がる。心穏やかに人生を楽しむ姿勢が、血管の健康を保つのにいい効果をもたらすという。これがとっても大事なのだ。

厚生労働省の研究班が、秋田や岩手、沖縄、そして、ぼくの住んでいる長野など九県に住む四〇〜六九歳の男女約九万人を対象に行ったアンケート調査の結果も興味深い。生活を楽しんでいるかどうかをたずねて、楽しむ意識の高さによって「高、中、低」の三グループに分類し、脳卒中や心筋梗塞などの病気との関係を一二年間にわたって追跡したものだ。その結果、男性では、生活を楽しむ意識が低いグループは高いグループに比べ、脳卒中の発症リスクが一・二八倍、狭心症や心筋梗塞の発症リスクは一・二二倍高いことがわかった。

また、調査期間中に亡くなった人は一八六〇人いたが、やはり男性の場合、生活を楽しむ意識が低いグループは高いグループと比べて、脳卒中の死亡リスクが一・七五倍、狭心症や心筋梗塞の死亡リスクは一・九一倍高かった。生活を楽しむ意識が強いグループには、週に一度の運動習慣がある人が多く、喫煙者が少ないという傾向もうかがえた。

ただ、この調査では、女性については発症リスク、死亡リスクとも明らかな差は出なかった。男性より女性のほうが人生を上手に楽しんでいる人が多いからかもしれないが、理由はわからない。

アメリカ心臓協会の学術誌「サーキュレーション」にも、気になる研究が発表された。五〇～七九歳のアメリカ人女性、約一〇万人に八年間の追跡調査を行ったところ、楽天的態度の点数が上位二五％の女性グループでは、下位二五％の悲観しやすいグループと比べて、狭心症や心筋梗塞などの発生率が九％低かった。さらに、がんなども含めた総死亡率となると一四％も低い。一方、冷笑的で敵対的な態度の女性グループは楽天的グループより、がんの死亡率が二三％も高かったという。

これらの研究は、男性も女性も、自分の生活を楽しみ、楽天的な姿勢でものごとにあたりながら、まわりの人ともいい関係を築いていれば、血管性の病気になりにくいということを示している。ネガティブにものを考えたり、人の陰口を言って足を引っ張り合ったりしていると、心が柔軟性を失ってしまう。相手にくってかかっているときは、興奮して交感神経が緊張状態になる。血管は収縮して血圧が上がり、血液循環も悪くなる。心筋梗塞や脳卒中など循環器疾患のリスクが上がるのは当然だろう。

一方、生活を楽しんでいれば副交感神経が刺激され、血管が拡張して血圧は下がり、循環がよくなる。体を外敵から守る白血球中のリンパ球が増えて、免疫力も高まる。

副交感神経は、実はがんばらない神経なのだ。がんばる神経は交感神経。健康で長生きするためには、がんばったり、がんばらなかったりが大事。

人と意見が違うとき、まずは「なかなかいい考えだ」と相手を認めながら、「でも私の考えは、ここがちょっと違う」などと、共感的で建設的でポジティブな考え方ができる人の心は、しなやかで、あたたかで、病気のリスクを減らす可能性があるのだ。

NHK長野放送のテレビ番組に出演したとき、健康問題を出題した。回答者は、落語家の林家木久扇さん。笑うことの大切さを知ってもらえるような質問を投げかけた。植物であるエゴマやクルミの油がいい。青魚に豊富なDHAやEPAと同じ「オメガ3系」の身体にいい脂肪分が含まれていることを聞く問題も出した。

その番組に、二人合わせて二〇三歳というご長寿姉妹に出演してもらった。二人は東信地方に住んでいる。おしゃべりで、気分転換が上手。一時間ほど歌う。とにかく声を出すのだ。いつもニコニコしていて、とにかくよく笑う。笑うと副交感神経が刺激される。自立心が旺盛で、一〇〇歳を過ぎても、庭いじりなど自分の仕事を持っている。食事のあとの皿洗いもする。

規則正しい生活のリズムがあること、気分転換がうまいこと、そして、ものすごく楽天的なこと。これが、二人合わせて二〇三歳という健康長生き姉妹をつくっているように思えた。

冷笑的で攻撃的な生き方より、共感的で楽観的な生き方。それこそが、人生を楽しく豊かにし、生きやすくしてくれる。結果的に、健康や長生きにもつながる。

ぼくは一日のなかで時々、「がんばらない」、副交感神経の時間をもつように、心がけている。人生は楽しんでいる人の勝ち。

ときめきが命を守る

笑うことは体にいい。笑うと副交感神経が刺激され、血液循環がよくなり、血圧が下がる。体を外敵から守るリンパ球が増え、その中でも、がんやウイルスをやっつける力の強いナチュラルキラー細胞が活性化するという。

でも、つらいときには、笑うことなんてできない。そういうときは、泣いたらいい。泣くことも、副交感神経を刺激するという。涙を流すこと自体がストレスを緩和し、命を守ってくれるという。

日本医科大学名誉教授の吉野槇一先生と対談したことがある。彼は、ストレスを感じたときに分泌されるコルチゾールというホルモンやナチュラルキラー細胞などの量を測定し、泣くことによって免疫機能や自律神経、内分泌系統の働きが高まることを実証した。涙の中には、コルチゾールが含まれている。泣くと、ストレスが緩和される。悔しいとき、つらいときは、思いきり涙を流すのが正解。

同じように、ときめきも体にいい。楽しいことに夢中になっていると、命を守ってくれる見えないシステムである免疫機能や自律神経、内分泌系統にいい刺激を与えてくれるらしい。

この三つの命を守るシステムは、それぞれ影響し合っている。笑うと、自律神経のなかの副交感神経を刺激しながら免疫力を上げる。笑えば、幸せホルモンのセロトニンも出てくる。うつ病にもなりにくくなる。泣いたり、笑ったり、ときめいたり。心を動かすことが、日々の生活のなかにあるということが大切なのだ。

そのことを、ぼくに身をもって教えてくれた人がいる。

六九歳のマリ子さんは、膀胱がんが肺に転移し、日に日に衰弱の度を増していた。旧家を守り、仕事をしながら地域のボランティア活動も熱心に行ってきた女性だった。ぼくが地域に密着した医療に必死で取り組んでいた頃、お互いに支え合うよき仲間だった。

諏訪中央病院の緩和ケア病棟に入院してしばらくすると、明るかったマリ子さんの顔から笑顔が消えた。刺激を与えないと眠ってしまう「傾眠状態」が続くようになった。いよいよのときが近づいている……と誰もが思った。しかし、彼女の命は再び燃え始めたのである。

緩和ケア病棟に響き渡るチェロの生演奏が、マリ子さんの細胞を揺さぶった。ビバルディの「四季」や「雪の降る町を」「さくらさくら」など、なじみの楽曲がゆったりと流れた。

演奏してくれたのは、はるばるチェコからやってきた音楽家、ヴラダン・コチ。二〇〇二年から毎年のように諏訪中央病院を訪れ、患者さんたちのためにボランティアでコンサートを開いてくれていた。その日は四回目の来院だった。ロビーでのコンサートの前に、マリ子さんがいる緩和ケア病棟でもミニ演奏会を開いてくれた。

「音楽、大好き……」

眠りがちだったマリ子さんが目を覚ました。久しぶりに笑みを浮かべている。コチの弾くチェロの調べに身をまかせて、心から音楽を楽しんでいるのがわかった。音楽好きのマリ子さんがトキメイたのだ。

その日から、マリ子さんに笑顔が戻った。すると、家族や友達も前より頻繁に病室を訪れるようになった。し一んとしていた病室が、なんとなく活気づいた。

マリ子さんの娘さんが、すばらしいことを思いついた。愛犬のサスケを連れてきて、母親に会わせたいというのだ。マリ子さんは、最愛の夫を亡くしてから、サスケと一緒に暮らしてきた。パートナーを失い落ち込んでいた彼女の心を癒してくれたのが、サスケだった。

愛するペットをなでると、オキシトシンが増加することがわかっている。生きる力を与え、ストレスを緩和する機能を持っている脳内神経伝達物質だ。これは心を安定させたり、信頼感を増したりする作用があると言われるホルモン。東日本大震災の被災者も、ペットを飼っている人は精神的に強かった。サスケの存在がマリ子さんに与えていた効果は、単なる気のせいではない。科学的な根拠があるのだ。

パートナーを亡くすことは、人間にとって大きなストレスの一つだ。免疫力が低下するという医学的なデータも出ている。未婚者は既婚者より、心筋梗塞のリスクが高いともいわれている。既婚者でも、パートナーが亡くなると死亡リスクが上がるという。

愛犬のお見舞いは、マリ子さんの心を明るくした。ベッドの中にいるマリ子さんに、おとなしく鼻先をあずけるサスケ。ときどき心配そうな目をしてマリ子さんを見上げる。彼女は、サスケを何度も何度もなでた。心を癒す優しい時間が病室に流れていた。

そんな時間が、マリ子さんに力を与えた。食事ができるようになった。以前のように快活なおしゃべりも復活した。不思議だ。間違いなく、心と体はつながっている。いい音楽を聞いたり、愛犬のサスケに触れたりすることによって、マリ子さんの心が動き、体にも何かいい影響を与えたのではないか。

「先生、健康づくり運動、楽しかったわ、あのころね、これできっと町が変わるって実感できた。わくわくしたわ。夫が、あの世でしびれをきらしてるみたい、そろそろ行ってあげないとね」

マリ子さんは、そう言うとニコッと笑った。

「あなたのおかげ。もちろん、マリ子さんだけではない。たくさんの女性たちが健康づくりに立ちあがってくれた。日本でも有数の健康で長生きで、医療費の安い町になった。ぼくも、マリ子さんと同じ。わくわくしました。楽しかった」

それからしばらく充実した時間を過ごし、彼女は息を引きとった。娘さんとサスケに「ありがとう」を告げて。穏やかな最期だった。

ホッとする時間や、心をあたためる時間や、がんばらない時間が必要なのは、終末期の人だけではない。誰にだって大切なのだ。

自分の生活を振り返ってみよう。美しい音楽を聴く時間がありますか。生き物や自然と触れ合う時間がありますか。大事な人たちとのつながりを実感できる、いい時間がありますか。

もしも答えがNOなら、今日から行動をしてみよう。少なくとも一日一回、あなたはあなたの心をあたためてください。そしてときどき、自分ではない、ほかの人の心も、あったかくしてあげてください。

肌と肌の触れ合いがいいのだ

昨年の初夏、諏訪中央病院の緩和ケア病棟に入院していた子宮体がんの女性が六三歳で亡くなった。その後、関東のある町から、ご主人が手紙をくれた。まだ悲しみのなかにいるご主人に、「よく看てあげましたね」と伝えたくて電話をかけた。

ご主人の声は、思いのほか明るかった。奥さんの遺品を整理していたら、パスポートが見つかったという。夫婦で海外旅行をしたことはなかった。本当は一緒に外国に行ってみたかったのではないかと思い、奥さんの写真を持ってインドのガンジス川を旅してきたという。

女性は、昨年三月に大量の不正出血があり、大学病院で子宮体がんと診断された。肝臓、骨、腹膜に転移があった。医師に、「ここは治療するところです」と言われた。その言葉が心に突き刺さった。彼女が悪いわけでも、家族が悪いわけでもない。それなのに、もう手の施しようのないあなたのいる場所ではない、と寒空の下に放り出されたような気持ちになった。家族みんなで泣いた。
その後、女性が「鎌田先生のところで診てもらいたい」と言ったという。
ぼくの本のファンだったというだけ。なんのつてもなかった。諏訪中央病院に電話をかけた。

他の医療機関から患者さんを受け入れる際の窓口となる地域連携室担当の五味看護師長に、電話がつながった。「いらっしゃるなら一日でも早く」と師長は答えた。ぼくは病院を退職後、この地域連携室に居候している。日本じゅうから電話がかかってくるが、この看護師長の対応はあたたかい。

産婦人科の青山和史部長と化学療法の山下共行部長が、ダブルで主治医になった。しかし、がんはすでに体じゅうに転移していることがわかった。本人が、無理な治療はしたくないと決断した。一回だけの人生だから、できるだけのことができないか、慎重に作戦を立てることは大事だ。でも、無理なことをする必要はない。最後は自分で決めればいいのだ。

今度は、産婦人科の医師と緩和ケアの原毅部長が主治医になり、緩和ケア病棟に移ってきた。下肢がリンパ浮腫を起こし、胸部にまでそのむくみが及んでいる。老廃物などを運ぶ配水管の役目をしているリンパ管の機能が低下しているため、水分やタンパク質が過剰にたまりむくんでしまうのだ。脚の深部静脈血栓症も起こしていた。両脚がずっしりと重く、痛みもある。「がんよりも、むくんだ脚のほうがつらい」と彼女は言った。

このひと言が、新たな展開を生んだ。

緩和ケア病棟は痛みをとるところである。痛みには、四種類あると言われている。まず、体の苦痛や日常生活に支障が出るといった「身体的な痛み」。不安やいらだち、孤独感、うつ症状などの「精神的な痛み」。仕事や経済上の問題、家庭や人間関係などにまつわる「社会的な痛み」。そして、死の恐怖や人生の意味を問うといった「スピリチュアル（霊的）な痛み」である。浮腫をとってあげれば、彼女の精神的な苦痛も少し緩和してあげられるかもしれないと思った。

東京にある後藤学園付属リンパ浮腫研究所所長の佐藤佳代子先生に連絡をとった。初めてお会いする人。ダメモトで電話する。言い方を変えると、ぼくはアツカマシイのだ。自分のためではない。**人のためにアツカマシイのは許される、と割り切っている。**「困難のなかにいる人を救って」とお願いすると、すぐれたプロフェッショナルほど、たいていオープンに迎え入れてくれる。

佐藤先生は、リンパドレナージという マッサージで浮腫を治す、日本の第一人者。そんな彼女が特別に、諏訪中央病院まで施術に来てくれることになった。患者さんは喜んだ。心が再び元気になった。がんばる必要はないけど、あきらめないことが大事なのだ。

その女性は、家族に内緒でピアノを習っていた。外国で暮らしていた娘さんが帰ってきたとき、病棟のピアノを弾いて驚かせた。歩くのもやっとの患者さんがピアノを弾いたのである。一つ、うれしいことがあると、不思議な力がわいてくるのだ。だから、「心のプレゼント」が大事だと思っている。

リンパドレナージの治療を受けた夜、「もう足首が細くなってきたのよ」と、彼女はうれしそうだった。「鎌田先生に太い脚を見られちゃった」などと言って、娘さんと二人ではしゃいだという。

リンパドレナージは、彼女がそのとき抱えていた一番の苦痛を緩和してくれた。このことが、いい転回を生んだ。食欲がなくても、諏訪中央病院緩和ケア病棟の自慢のメニュー、かき氷をいつもうれしそうに食べた。ラウンジで絵を描いたり、病院の庭づくりに取り組むグリーンボランティアとガーデニングの話をしたりして、毎日楽しそうに過ごしていた。

看護師だけでなく家族も、佐藤先生のリンパドレナージを引き継いだ。これがよかった。マッサージを通して、患者さんと家族はオキシトシンを分泌し合い、言葉を超えたコミュニケーションをとることができた。

肌と肌の触れ合いが、いい効果を生むのだ。友人とのハグも、愛する人との抱擁も、赤ちゃんを抱くことも、ペットを撫《な》でることも、愛しい人へのマッサージも、絆《きずな》ホルモンのオキシトシンの分泌量を増やすことが科学的にわかっている。

金沢大学子どものこころの発達研究センター特任教授の東田陽博先生と対談した。ペットの犬と飼い主が見つめ合うだけで、犬も飼い主もオキシトシンの血中レベルが上昇したという結果も出ているという。オキシトシンは利他的ホルモンとも言われる。このホルモンが多い人は、相手の身になることができるのだ。触れ合うことが体と心にいいことが科学的に証明されはじめている。

女性の苦痛をやわらげるために行われたマッサージは、同時に、大切な人を失う家族の悲嘆も緩和しているように思えた。絆ホルモンは、お互いさまのホルモンなのだ。

たくさんの専門家で彼女を支えた。最後まで笑顔を失うことなく、彼女は旅立っていった。

こんなチーム医療がもっと広がるといいと思っている。そうすれば、きっと助かる率も上がるはず。たとえ助からなかったとしても、心がもっと救われたり、心がもっと納得できたり、心がもっと癒されたりする患者さんや家族が多くなると思う。

あたたかな医療が、日本じゅうに広がったらいいなあ。

あたたかさは、あたたかさを連れてくる

諏訪中央病院は、「国保直診」だ。国保直診というのは国民健康保険診療施設の略で、全国の市町村が国民健康保険事業の一環としてつくった医療機関のこと。北広島町にある芸北ホリスティックセンターも、その一つだ。言うなれば、仲間のようなものである。だから、北広島町から講演を依頼されたとき、なんとか都合をつけてお受けすることにした。講演依頼が多いため、一〇のうち八つはお断りしているのだけれど。

北広島町は広島県北西部、中国山地の高原に広がっている。ホリスティックセンターのあるあたりは、町村合併で今の町名になる前、芸北町といった。芸北町は「住みたい町」ベスト15に選ばれたことがある。確かに風光明媚《めいび》なところだが、山のなかの小さな町が全国で一五位にランキングされるのは、すごい。

この町を魅力的にしているものの一つが、一九九四年にスタートした芸北ホリスティックセンターだと、ぼくは思っている。一般診療所に歯科診療所、高齢者

保健福祉支援センター、デイサービスセンター、訪問看護ステーションなどが一カ所に集まって連携し、乳児から老人まで人の一生のケアを目指して、あたたかな地域医療を展開してきた。

ここには、吉見昭宏という医師がいた。小児科医として広島市などの病院に勤務したのち、一九六七年、医師がいなくて困っていた旧芸北町の小鹿原診療所に着任。整形外科や耳鼻科など専門外も含め、たった一人で夜間や土日まで診療し、地域の人々の健康を守ってきた。

「田舎でも安心して暮らせるよう、仕組みづくりが大切」という考えのもと、高齢化が進むなか、医療・福祉・保健が一体となった包括ケアシステムの必要性を提唱した。芸北ホリスティックセンターができたのも、吉見の尽力があってのことだ。

吉見は自らの一生を芸北町にささげ、定年を迎えた。それでもしばらく、センターを辞められなかった。二〇〇六年、後任のセンター長がやってきてからも、週に三日外来を担当していた。吉見に診てもらいたいという患者さんが多かったらしい。ご本人は肺気腫を患い、体力的につらいので、早く仕事から身を引きたいと考えていたという。しかし、町の人たちから神様のように慕われていたため、なかなか引退できなかった。

もともと優しい小児科医が、過疎地の医療を支えるうちに専門外の診療科目にも詳しくなり、さらに老人医療まで学んで在宅医療も始めた。地域で神様みたいな存在になるのも当然だ。

二〇一〇年一〇月二七日、吉見は最後の診療を終え、七二歳で引退した。肺気腫があるから、呼吸が苦しい。でも、自らの病気を横に置いて、二九歳から四三年間、この山間部の人々の命を守るために働き続けたのである。

国保学会で、地域包括ケアの実践に関する先生の研究発表を何回も聞いた。医師仲間からも尊敬を集めていた。

「どうしてこんなに長く、山間部の過疎地でがんばれるんですか」

引退前の吉見先生にたずねたところ、こんな答えが返ってきた。

「好きな人ができたんですよ。結婚しようと思ったら、同じ医師だった親父《おやじ》に大反対された。この町に駆け落ちしたみたいなものです（笑）。自分の力で、安定した生活のベースキャンプをつくりたかった」

そうだったのか。カケオチ、かっこいい。好きな人がいるってすばらしい。人生はおもしろいな。好きな人のために、山のなかに来た。そこで、地域の人々に大事にされ、この土地が好きになった。今は完全に仕事をやめたが、ここを離れるつもりはないという。

「楽しい楽しい四三年間でした」

そう言って、先生は満足そうに笑った。


旧・芸北町は、広島市から車で約一時間四〇分かかる。講演の日、町の人が広島駅まで車で迎えに来てくれた。その車のなかで、栄養士さんがおもむろにコーヒーミルを取り出し、コーヒー豆を挽《ひ》き始めた。そして、ペーパーフィルターでコーヒーをいれだした。

ぼくがコーヒー好きなことをブログで知り、用意してくれていたのである。しかも、こんな手のかかる本格的な方法で！　車内で、挽き立て、いれ立てのコーヒーが飲めるなんて、思いもしなかった。すごいホスピタリティだ。心からのおもてなしである。おかげで、車のなかはいい香りに満ち、リラックスできた。

ぼくは、コーヒーを一日に五杯は飲む。コーヒー豆のなかには、ポリフェノールがたくさん入っている。ポリフェノールは、身体を酸化から守る抗酸化作用が強く、がんの発症リスクを下げると言われている。善玉コレステロールを増やすため、動脈硬化を防ぎ、脳卒中や心筋梗塞のリスクが低下するという研究データもある。もちろん、リラックス効果や、脳の働きをよくしてくれる効果もある。車のなかでコーヒーをいれるというホスピタリティはすごい、と思った。

ぼくがどんぶり好きだということも知っていて、昼食には親子丼を用意してくれていた。高いお刺身や天ぷらのついた見た目のいいお弁当や定食よりも、安くておいしいどんぶりものが一番。栄養士さんの家の畑でとれたというミョウガとカボチャとオクラの煮物は、手作り。わざわざ家から持ってきてくれた。薄味でとてもおいしかった。

吉見先生は、二九歳で山のなかの診療所に入った。ぼくにも覚えがあるが、吉見先生も、**このホスピタリティに負けたのではないか。優しいって最大の武器だ。**土地を離れようかと迷うときがあったはずだ。なのに、定年をはるかに過ぎ、息が苦しくても働き続けた。それはきっと、この町の人たちのあたたかさに引きつけられたからではないか。ここを離れがたくなった先生は全力を尽くし、あたたかな心で地域医療を充実させた。そして、地域医療が充実しているからこそ、住みたい町一五位に選ばれるほどの魅力ある町になっていった……と、ぼくは勝手に想像している。

あたたかさは、あたたかさを連れてくる。いい循環が生まれるのである。

第7章　幸せの鍵はつながること

家族のチカラを信じたい

「家族」という絵を見たくて、ぼくはウィーンへ行った。エゴン・シーレの絵が気になっていた。一九世紀末から、ウィーンではグスタフ・クリムトが中心になって、新しい芸術の波が起こっていた。

新しい波に乗れず、不遇のまま二八歳の若さで死んでいったシーレのみずみずしいタッチが好き。シーレは結婚をし、子どもを授かった。歓びのなかで、生まれてくるはずの子どもを中心に、家族の絵にとりかかった。完成間近なとき、スペイン風邪がヨーロッパを襲った。身重の妻が死んだ。悲しみのなかで妻を看とった三日後、同じスペイン風邪にかかってシーレも死んだ。絵は未完のまま、三人の家族はこの世から消えた。

この頃、家族の在り方がおかしい。ぼくたちの国はどこかで道を間違えたのかもしれないと思いだしていた。親が子どもを虐待したり、子どもが親を殺したり。悲しい家族の関係を少しでも減らしたかった。新しい家族の在り方を書きたくて、シーレの「家族」が見たくなったのだ。

シーレの描く裸婦像は刺激的すぎて、警察に捕まったりもした。生活も乱れていた。そんななかで子どもができた。子どもが妻のお腹《なか》でいのちを生きはじめた。歓びにあふれている妻らしい女性の裸体は、たくましく、生命力に満ちて、美しい。まだ見ぬ自分の子に対する温かい想像力がほほえましい。家族を包むようにうしろにいる自画像は、優しさと自信に満ちている。

ウィーンで、恋い焦がれているシーレに逢《あ》えなかった。シーレの作品を多く展示しているレオポルド美術館には「家族」の絵がなかった。ベルヴェデーレ宮殿に行ったが、「家族」は修復中だった。シーレをあきらめた。

青春時代、父はぼくのことをわかってくれないと思い込んでいた。父のことを理解し、好きになるのに四〇年以上かかった。だから、結婚して、自分の家族ができたら、ぼくはいい父になろうと思った。しかしぼくはいい父ではなかった。娘が一七歳のとき、「お父さんのこと嫌い」と言われた。ショックだった。そこからぼくらの家族は何年も時間をかけて、わかりあう努力をした。

同じ屋根の下で生活していてもわかりあえないこともある。家族は難しい。二子山親方は二人の息子を横綱にしたのに、妻は去り、若貴兄弟は対立し、自らは一人で——孤立して、がんと闘って死んでいった。がんばるだけの人生は、さびしかったと思う。

でも、今からでも間に合う。家族はあるものではなく、築くものとぼくは気がついた。どんな家族にも少しぐらい問題はある。問題はあっても修復し、絆をつくりあげることができる。花田家は今からでも仲良くなれる。

最近、娘はぼくにいいことがあったとき、ぼくの好みのデカパンツをプレゼントしてくれるようになった。ぼくはスーツも下着もダブダブなのが好き。ぼくは仕事人間だった。子どもの頃、娘と一緒に絵本を読む時間なんかなかった。今、デカパンのお返しに絵本を贈る。娘も、ぼくのえらぶ絵本を気に入ってくれる。今、絵本はぼくら家族の潤滑油だ。

「輝ける青春」というイタリア映画を観た。なんと六時間を超える長編である。お弁当をもって映画を観た。悲しくて、美しい、愛すべき家族の物語だ。一九六六年から三七年間の時間がゆっくりと語られる。自分の人生と重ねて観た。青春の希望と絶望、結婚と別離、誕生と死、葛藤と和解。ラストシーンが抜群。家族の間では財産よりも、夢とか希望とか心を相続することが大切なんだと気づかされる。家族っていいなぁと思えるんじゃないだろうか。ビデオ屋さんでビデオを借りて、サンドイッチなんかを用意しておいて家族みんなで観たらいいと思う。

家族のなかで、苦しむことも、傷つけあうことも時にはある。しかし、家族の絆のなかで人は成長したり、喜びや楽しみを大きくしたりしている。

今、ぼくは娘の選んでくれた異常に大きいデカパンツをはいてこの文を書いている。

娘とうまくいかなかった。家族からも遊離していた。一〇年かかってやっと家族の絆が変わってきた。結局は時間が必要だったのだろう。自分で言うのもおかしいが、今はなかなか仲のいい家族になっている。全員がスキー好きで、冬の週末には岩次郎小屋に集まる。そしてみんなでスキーに行き、温泉に入る。孫も生まれた。それぞれの生活をしている三世帯が集まるようになって大騒ぎである。

居ごこちのいい家族があるというだけで、人生の勝ち負けを超えたホンモノノシアワセを得たような気がする。もしかしたら、最も大切なものかもしれない。幸せはつながりのなかにある。家族のつながりを大切にしよう。

小さな優しさの連鎖が人と人をつなげる

永六輔さんに、病院の倫理講演会に来てほしいと、院内から要望が出た。難問がいくつもある。まず、倫理っていうのが、きっとダメだろうなあと思った。リンリという響きが永さんは嫌いなような気がした。彼はきっと映倫だって嫌いだったはず。ありのままに見たいはず。勝手な想像で、ごめんなさい。

日本医療機能評価機構の認定病院になっていると、たくさんの課題がある。そのうちのひとつに職員の倫理意識を高める勉強会をする必要がある。リンリという言葉を使わずに、永さんに頼んでみることにした。

次の難問は、お金がないこと。公立の病院なので、講演料を相場の額ほど払えない。申しわけありませんと、正直に手紙でおことわりした。このあとがすごい。よその講演で、中央線で通過するときに途中下車してください、と手紙に書いた。交通費も倹約しようとしている。我ながらよく書くなと思う。

講演料の代わりになる心のこもったお礼が次の難問。永さんは、亡くなられた妻の昌子さんから、野菜を食べないとダメよと言われていた。野菜と、秋のキノコとしては土地のジゴボウを食べてもらおうと決めた。

永さんは、きれいなお店はあまり好きでないと聞いている。こういうのには自信がある。きたないものや、こわれかかったものがぼくも好き。古ぼけて、傾きかけている茅野駅前の上條食堂。とにかく、きたないけどうまい。以前一回お連れしたら、気に入っていただいた。

上條食堂は馬刺しと馬のステーキと馬のすき焼き。馬シリーズだ。自慢が鯉《こい》の丸煮。骨まで食べられるように煮てある。野菜やキノコは前もって注文した。あくまで野菜にこだわった。

前回、看護学校にボランティアで講演に来ていただいたときは、超々満員の観客の誘導までしてくれた。舞台にまで観客を入れて詰め込み、整理を先頭になってやっていただいた。そういう人なのだ。ありがたいことです。尊敬しています。

そのときは、蕎麦うち名人に来てもらって、ぼくの家の岩次郎小屋で昼食を食べてもらった。水蕎麦といって、蕎麦の風味を味わってもらうために、水に蕎麦をつけて食べた。永さんもぼくも、ついうまいと言ってしまった。本心は違ったのだ。しばらく、笑いの種になった。蕎麦はうまかったけど、かっこをつけないで、蕎麦つゆをたっぷりつけて食べたかったと笑った。今回は蕎麦はやめた。

永さんは、日本中、歩きまわって人を笑わしている。講演が終わったら、腕によりをかけて、永さんを笑わそうと思って、原田泰治さんを打ち上げ会に呼んだ。泰ちゃんは、明るくて、面白い。永さんは笑いすぎて足にコムラ返りをおこした。腹をかかえて笑った。腹の筋肉がよじれた。成功。成功。

永さんの『あの世の妻へのラブレター』（中公文庫）を読んでいると、淋《さび》しいのは耐えられます。悲しいのも耐えられます。虚しいのは耐えられません。なんて書いてあった。貴女《あなた》が亡くなってから毎日書き続けている絵葉書はまもなく一〇〇〇通を超えますなんて読むと、とにかく、おいしいものと野菜を食べてもらって、命がけで笑ってもらおうという気になった。

マネージャーが、お風呂になかなか入らないと心配していたので、宿は諏訪湖のほとりの温泉旅館「ぬのはん」にした。昌子さんに言われた通り、おしぼりで顔をふくだけでなく、たまには温泉に入ってもらうことにした。

おみやげは、橋場のおじさんに頼んでおいたハチの子。これも以前から気に入ってくれていたもの。

永さんの講演をお願いしてもらえないかと言ってきたのは、内科の吉澤先生。偶然、『あの世の妻へのラブレター』のなかに、このドクターが登場している。本のなかで、詩人の谷川俊太郎さんと、歌手の小室等さんと、永さんの三人で「僕たちの介護論」の座談会をしている。

小室さんが、介護の現場では言葉がとても大切だと前置きして、自分の母親が入院したときのことを語っている。入院したところは諏訪中央病院。病状はよくなっているのに、自分では悪い悪いと言い張って、主治医の吉澤先生に対して「あの先生は、全然わかっていない」と言う。小室さんはある日、そのことを母親のいる前で主治医に告げ口した。吉澤先生は小室さん親子にこう話してくれた。「お母さんのおっしゃる通り、私は若輩者でわからないことばかりです。お母さんの寿命をのばすこともできない。でも、私たち医者には寿命をよりよく生きるお手伝いはできるんですよ」

それから、母親はぐんと素直になった。ものの言いようで物事は変わる。小室等さんのステキな言葉です。

体と心はつながっている。体の調子が悪い。このとき、体にだけ目を向けるのでなく、心にも向けてみよう。心が納得すると体も元気になる。小室さんのお母さんはそれからグーンと元気になった。体と心はつながっているのだ。この吉澤先生からの依頼をどうしても達成してあげたかった。縁は不思議なもの。

永さんが亡くなられた奥さんのことを書いた本に友情出演をした小室さん。小室さんのお母さんが吉澤先生に世話になった。吉澤先生が永さんの話を病院で聞かせたいと考えた。吉澤先生はカマタに頼んだ。カマタは昌子さんの心配していた野菜を用意して永さんをお迎えした。見えない糸でつながっていた。小さな優しさは、人と人をつなげる。

幸せはつながりのなかにある。体と心と、つながりを豊かにすれば幸せに近づく。誰も見ていない、誰も気がついていないところに、小さな優しさの芽をつくりだしたい。生きる上でそれが大事なのだ。優しさは必ずつながる。優しさのそばに幸せはある。

夫婦の絆は、苦難を乗り越える

映画が好きだった。青春まっただなか、ぼくは毎年一五〇本ぐらいの映画を観ていた。

フェデリコ・フェリーニの「道」や「甘い生活」、アンジェイ・ワイダの「地下水道」とか「灰とダイヤモンド」、新しい波と言われたジャン＝リュック・ゴダールの「気狂いピエロ」、怒れる若者たちと言われたトニー・リチャードソンの「蜜の味」や「長距離ランナーの孤独」。いい時代だった。トイレのにおいのする映画館の壊れかかった椅子に沈み込んで、生きることの意味とか、人生とは何かとか、アオクサク、本気で考えていた青春があった。

信州の田舎医者になったときから三十数年、映画から離れていたが、女優の小山明子さんと、NHKラジオ「鎌田實　いのちの対話」で対談することになった。

日本映画のなかでは、大島渚《なぎさ》は特に好きな監督だった。ぼくは勝手に、大島ウィークとメイメイして久しぶりに大島映画にひたった。「愛と希望の街」「日本の夜と霧」「新宿泥棒日記」「少年」「儀式」「御法度」。大島映画はいつも新しかった。いつもセンセーショナルだった。映画そのものはクールで、計算しつくされていた。仕掛けが見事だった。

大島が初監督で撮った「愛と希望の街」は五〇年前の映画だけど、すごい。ちっとも古くなく美しい。松竹と闘いながら製作したという。しかも、二番館でしか公開されなかった。会社には大切にされなかった映画のようだが、ナヨナヨせず、シャキッとしているのである。

その二四年後につくられた「戦場のメリークリスマス」はロックのスーパースターのデビッド・ボウイや坂本龍一をスクリーンにのせるだけでは満足せず、ひょうきん族のタケちゃんマンを使う。ビートたけしは、今のように世界から認められた監督とか俳優ではなかった。お笑い芸人のたけしのなかに隠れている不思議な空気を見出したのだと思う。大島の非凡なところだ。

一九九六年、ロンドンで大島は脳出血で倒れる。その一カ月前に「御法度」の製作発表を行っていた。大島にとっては約一〇年ぶりの待ちに待った新作である。不運である。テレビの討論番組で興奮すると「バカヤロー」と叫んでいたのを覚えている。あの元気で面白いおじさん、もう映画は無理だろうと思った。

それから三年、大島は生き返る。リハビリにも成功して、現場に戻ってきた。一九九九年四月、「御法度」がクランクインする。感動的だ。できあがった映画は期待を裏切らなかった。夫婦がカンヌ映画祭へ招待される。杖をついて赤絨毯《レッドカーペット》を歩く。ところどころ車椅子を利用した。カンヌ映画祭はじまって以来の車椅子の監督。それからプッツリ、大島渚の話を聞かなくなった。

小山明子の書いた介護記録『パパはマイナス50点』(集英社文庫)を読んだ。大島がどうしているのか知りたかった。それだけ。読みはじめると抜群に面白かった。時代を先取りした映画を作ったバカヤローおじさんの今が知りたかったのに、読んでいるうちに、小山明子に心が移っていった。大島渚の奇跡の復活に小山明子とのドラマがあった。介護者の小山がうつ病になっていく。どうしようもなく小さなことが気になっていく。「がんばれ」の言葉に追いつめられていく小山。母親としても、主婦としても、妻としても、失格と自分を否定する。

うわ言のように大島の糖尿病食のカロリー計算をするスターの姿が痛々しい。うつ病で四回の入退院を繰り返した。大島の必死のリハビリと小山のうつ病との闘いがすさまじい。「御法度」にたどり着くまでに、二人には秘密のドラマがあったのだ。

カンヌ映画祭のあと、いい日は続かなかった。肺炎、十二指腸潰瘍穿孔《かいようせんこう》、多発性脳梗塞、次々に病魔が大島を襲う。そうだったのか。死にかけていたなんて知らなかった。大島の障がいは重い、要介護度5。昔の表現で言うと、完全寝たきりに近い。

小山明子はうつ病を克服し、大島をレストランに連れていったり、家族全員で温泉旅行に行ったり、すごいのだ。夫にわがままを言われるのがうれしいと言う小山。「明子さん、大島監督に惚《ほ》れてるね」とぼくがひやかす。「あたりまえよ」。毎晩抱きしめていると言う。「ごちそうさま」

七三歳と七〇歳の夫婦は、介護地獄から脱出した。一番うれしい話を聞いた。車椅子の大島が携帯用のしびんを持って映画館に行く。すごいなあと思う。人間っていいなあと思った。小山は大島の思いを理解している。一番行きたいと思っているところへ連れていく。家のテレビやレンタルビデオで映画をがまんさせない。人と人のつながりが大事。人は一人では生きていけない。友達も会社の仲間も、地域のつながりも大事だけど、やっぱり夫婦だよなあ。大事にしよう。ぼくはこの頃、妻のサトさんを大事にしている。うそじゃあない。

面白くないことがあると、大島が「バカヤロー」と怒鳴る。怒鳴り返したいところを「昨日のパパは一〇〇点だったけど、今日はマイナス五〇点よ」。怒りで本を放り投げようとしていた大島がクスリと笑う。機嫌が良い証拠だ。

いい夫婦の絆《きずな》を見た。

二〇一二年三月、エグゼクティブアナウンサーだった村上信夫さんは、NHKを定年退職した。「鎌田實 いのちの対話」も終わった。今は文化放送で「日曜はがんばらない」という番組を二人で担当している。この番組に、小山明子さんにゲスト出演していただいた一週間後、二〇一三年一月に大島渚監督はお亡くなりになられた。

幸せはつながりのなかにある。夫婦のつながりを大切にしよう。

自然とつながって生きる

草原を通り抜けると、太平洋を望む断崖に、小さな「三郎小屋」が建っている。増築を繰り返し、現在は五六坪。地域の人のためにコンサートも行われる。三〇回開かれたうちの一回は、ぼくが小室等さんをお連れして、コンサートをした思い出がある。

三郎小屋の持ち主は、行木紘一《なめきこういち》、内科の医師である。ぼくの人生は、この男から何回か強い影響を受けた。

東京医科歯科大学に入学した数日後、青年医師連合の活動家だった行木が教室にやって来て、黒板に「Scrap and Build」ときれいな字で書き、日本の医療に今どんな問題があるのか、日本の医療をどう良くしていかなければならないかを、実に淡々と語りだしたのである。行木はぼくの大学の七年先輩だった。常に医療を受ける側の立場に立って医療を改革しなければならないという、彼の理想はよく理解できた。

一九七〇年代、行木はまだ情報の乏しかった中国に渡り、北京の日本大使館で医務官を務める。当時の中国は官僚支配の国で、国の在り方にも医療の在り方にもがっかりしたという。

またあるときは、北杜夫の『どくとるマンボウ航海記』（角川文庫）で有名な水産庁調査船「照洋丸」に乗り込み、この船最後の船医として世界一周を果たした。

波乱の人生を歩みながら、やがて北海道の極寒の地へ移り、医師がいなくて医療に恵まれていない土地で、地域医療を展開しはじめる。

一九八〇年代後半、久しぶりに行木から一本の電話が入った。ＳＯＳである。当時彼が副院長をしていた厚岸《あっけし》町立病院が、医師不足のために潰れそうだという。諏訪中央病院の若い医師を交代で応援に出すことになった。ぼくも応援の一員として道東の厚岸町へ向かった。そのときぼくははじめて、三郎小屋に連れていかれたのである。

行木の母は彼を産んですぐに結核で亡くなり、父、三郎は戦争に行って捕虜になった。行木が五歳のとき、軍隊の毛布を丸めて抱えながら歩いてくる男を見つけ、悪ガキだった行木は「乞食だ。みんな石を投げろ」と仲間と一緒に石を投げて遊んだ。自分の家のある路地のほうへと向かう男に嫌な予感がしていると、実の母だと思っていた叔母が迎えに来て、父親が帰ってきたと叫んだ。

父との葛藤は続いたが、年老いた父を喜ばせたくなって、三郎小屋という父の名前をつけた小屋を建てた。建設には地元の人がボランティアで参加してくれた。そこへ父を招いて夕食を楽しんだ晩のこと、悲劇は起きた。三郎さんは、喜びのなかでおいしいお酒を飲み、階段から転落して他界してしまうのだ。

地元の人の人情と協力で出来上がった建物で、父は命を落とした。ならばこの小屋を、みんなの役に立つ場所にしようと行木は考えた。コツコツ改造し、人が集まれる場所にした。

三郎小屋でその話を聞いたとき、なんとも心が揺さぶられ、ぼくも父、岩次郎にきちんと感謝をしておかなければいけないと思った。そして、信州の森のなかに丸太小屋を建て、岩次郎小屋と名をつけて、岩次郎を東京から呼ぶ決意をした。

岩次郎小屋が完成したとき、行木から三郎小屋の軒下に太い魚網でつり下げられていた浮き玉が二つ送られてきた。今も岩次郎小屋に置かれている。三郎小屋は岩次郎小屋の兄貴分なのだ。

行政とうまくいかなかった行木は、断腸の思いで厚岸町立病院を退職し、弟子《てし》屈《かが》クリニックを開業した。クリニックの横にはデイケアセンター「たこ八」がある。「たこ八」というたこ焼き店のスペースを利用して、小規模通所授産施設として運営している。行木のいつものスタイルである。医療や福祉だけではなく、生活や文化とつながろうと必死にもがく。すべての人と同じ目線で語り合おうとするのだ。

この夏、久しぶりに弟子屈クリニックを訪ね、ボランティアで小さな講演会をさせてもらった。彼が弟子屈に移って一三年、ぼくは三回目の訪問である。驚いた。彼はこの一三年の間に、自分の三〇〇〇坪の土地に千数百本の木を植え、森をつくってしまった。川が流れ、たくさんの鴨が棲息している。そのなかに奥さんがペンション、アリスガーデンを建てた。三郎小屋が海の小屋で、こちらは森の家。温泉が引かれ、露天風呂もある。コーナーにはアンティークの家具が置かれ、ゆっくり本を読んだり、音楽を聴いたりできる。地域の人が集まって会議をしたり、バーベキューをしたり、食事を楽しんだりする五つの小屋が、ほうぼうに行木の手作りで建っている。長期滞在してもあきないペンションである。音楽を聴きながら本を読む。温泉はすばらしい。ステキな朝食。宿代は安い。夕食はすし屋へ行ったり、和食屋さんへ行く。好きなものが食べられる。楽しいツアーだ。

ぼくの講演が終わると、行木を応援するたくさんの仲間が集まって、宴会がはじまった。とれたての牡蠣《かき》を焼いてくれたり、ジンギスカンや鹿肉、とうもろこしなど、北海道のおいしいものがどっさり。この人は相変わらず人と人のつながりのなかで生きていると感じた。

人と人のつながり。人と自然のつながり。体と心のつながり。三つのつながりのなかに幸せを見つけるヒントが隠れているような気がする。

何度も挫折し裏切られてきたはずなのに、彼はあきらめない。たくさんの仲間をつくり、連帯し、地域とつながろうとしている。現代を生きていると、仲間をつくることも、地域とつながることも、だんだんめんどうになってくる。しかし今こそ、仲間をつくり連帯し、地域とつながることを、丁寧にやっていかなければいけない。教えられた。

友人が大事。仲間が大事。だって、人と人のつながりのなかで命は守られているのだから。

行木から教えられた大切なことは自然とつながっていること。自然との豊かなつながりがあると、人とのつながりもおのずから豊かになる。

幸せはつながりのなかにある。人と自然のつながり。忘れないで。

困難を乗り越えるためにつながろう

二〇〇四年一〇月二三日、新潟県中越地震。大人たちだけでなく、子どもたちも傷ついた。

新潟は、水害、地震、大雪に見舞われ、子どもたちも大人たちもみんなが苦難を背負った。ぼくは「新潟日報」で一二回、カマタミノルの書とエッセイでキャンペーンを手伝った。カマタの書のカレンダーなんかも作った。たくさんの企業が協賛してくれてお金が集まった。それを震災にあった子どもたちに役立つようにした。今回、子どもたちが地震で経験したことが、『心に太陽』(新潟日報社)という本にまとめられた。

子どもたちの言葉はとても正直だ。

「十月二十三日、午後五時五十六分。いつものように過ぎようとする一日を、アイツがおそってきた。そして、みんなに恐怖をうえつけた。(中略)居間にいた私と妹とおじいちゃん、台所にいたおばあちゃんを地震がおそってきた。電気は消えて上からはモノが落ちてきた。私は急いで机の下にもぐった。グラグラグラ……。地震は、けっこう長く続いた。『お母さん、何かの下じきになってないかなぁ。お父さん、ちゃんと帰ってこられるかなぁ。』私の頭はグチャグチャだった。心ぞうもバクバクと不安そうな音をたてる。

地震もおさまった七時すぎ、お母さんは無事帰ってきた。その数分後、お父さんも帰ってきた。それでも私の心の中は、恐怖でいっぱいだった。あれから二年。地震のことは、テレビで放送されなくなった。しかし、ひがいを受けた人々はまだたくさんいるのだ。家をうばわれた人、大ケガをした人、肉親を失なってしまった人……。そんな人たちに、私たちは何ができるだろう。私は、なにもできないけど、これだけは言いたい。未来を、希望を忘れないで」。これは、見附市の山田結実さんの文。

あなたを忘れない。二年前、この土地で悲劇があった。今までの生活のすべてが一瞬にして消え、大切な人や物を失った。数字にならない悲しみもある。

ある男性は山の中腹にある自分の田んぼを見に行った翌日、病院に緊急入院した。田んぼが跡形もなく、なくなっていた。言葉が重かった。この男性はがんを再発し、急速に体力が低下し、あっという間にこの世を去った。ショックだったのだと思う。丹精こめてつくってきた美しい田が、地震で何もかもなくなっていた。

この死は、被災による死亡者数にカウントされない。でも間違いなく地震が影響しているはずだ。このようにカウントされない死を、ぼくたちは忘れない。見えないところで、心が傷ついたまま生きている人たちを、ぼくたちは忘れない。悲しみが新潟に溢《あふ》れていることを、ぼくたちは忘れない。

傷ついた心をもう一回奮い立たせようと、新しい取り組みがはじまった。八年来、ブナの森の復活に取り組んできた長岡市繁窪《しげくぼ》地区、名水で知られる杜《と》々《ど》の森近く、五〇戸ほどの山間《やまあい》の集落。かつて養蚕のために開墾した森が荒れていた。

荒れ地にブナを植えよう。じいちゃんやばあちゃんが植えた木だと語り草になるように、子どもたちに残したい。森づくりがはじまっていた。年々若木が増える山を中越地震が襲った。

大地が波打ち、山が滑った。思い出も壊れた。代々の親子が勉強した、村の小学校の、築一〇〇年以上の校舎が壊れた。

新潟市の専門学校のボランティアたちが校舎の構造材からベンチを作った。

村の人たちは再び、杜々の森の手入れに入った。ボランティアのおかげで、心に元気が出たのだ。木を植え続けて、森に育てば、清冽《せいれつ》な湧き水も元に戻ると信じている。

「みんなの夢もの、一緒に育って、受け継がれていけば、それが何よりだと思うしのう。荒れ地を森にして孫たちに。じいじ、ばあばもがんばるが」

旧山古志《やまこし》村の坂牧さん一家は、南魚沼市にある妻の実家に身を寄せた。ひとつ屋根の下に四世代一四人が集まった。「仕事手伝ってこっちにおれや」。鉄工所を営む義父はさらり。「家族がいっぺえだとまんまがうんめえなあ」。義母は、洗いものをしながら言う。「人数増えてごうぎだろ」。近所から野菜や米が届いた。無言の励ましである。

四世代一四人に膨れた大所帯は、おしあいへしあい。食事は子どもから食卓につき、空いた順に大人がどんどん入れ替わる。炊いた米は一日三升。終わった茶碗を洗い、またすぐご飯を盛った。入浴順をやりくりし、洗濯機はめいっぱい動き続けた。

山古志にいつか戻りたいと思いながら、今の生活を丁寧に行っている。家族っていいなあと思う。家族ってすごいと思う。

代々の家族の歴史を刻んだ長岡市のミネさんの家は、ただ一瞬のひと揺れで壊れた。車中泊を経て、ミネさんは介護施設へ、息子夫婦と孫二人はアパートに避難生活。家族はバラバラになった。とにかく家を建てんばダメだ、と決意し、家が完成。

八九歳のミネさんは一年ぶりに施設から家に戻った。

「ああうれしかったて、ほんに。こんげにいい家、入れてもろただけで、もったいないと。ただそう思うだけでのう」。うれしさが溢れている。

水害や地震の悲劇があったが、地域の絆や家族の絆で、新潟は今それを乗り越えようとしている。しかし、まだまだたくさんの傷跡が残っている。家族がバラバラでいたり、仮設住宅での生活を余儀なくされている人たちが五〇〇〇人もいる。微力だけど応援を続けていこうと思っている。

苦難や困難は、いつ襲ってくるかわからない。襲ってきた困難や辛さを乗り越えるのも人と人のつながりである。地域があることでもう一回、闘うファイトが出てきたりする。顔の見える地域のおつきあいをめんどうがらずにやる必要があるのかもしれない。新潟は、間違いなく復興していくだろう。

だんだん人間の心が壊れてきて、子どもの給食費を、払えるのに払わない親がいるらしい。しかもそれが大変な額になっているようだが、ぼくの住んでいる地域の茅野市や原村や富士見町では、給食費未納の家庭はゼロだという。地域の絆が、何か人間の心のルールに役立っているような気がする。雪が降ると、子どもの通学路を守るために朝六時に子どものいない家も、総出で雪かきをする。地域の子どもを守るために汗を流すのである。こうやって、ぼくたちは子どもを守り、地域の絆を守り、この国のマインドを守ってきた。倫理とか道徳とか、品格とかいろいろの表現をする人がいるが、なんとなく堅苦しくて嫌い。人と人のつながり、ぐらいのやわらかな言葉が好き。人は一人では生きられないのだから、「つながり」を大切にしたい。つながっている地域で生活している人間は、大切な見えないルールをきちんと守るようになる。そこには幸せがやってきやすいような気がする。

世の中がどんどん地域の絆をなくす方向に行こうとしているが、できるだけコミュニティというとらえ方をちゃんと残していくことが、人間の心を壊さないために大事なように思う。

幸せはつながりのなかにある。人と人のつながりが大切。忘れないで。

地域とつながる

農村医療の父、若月俊一《わかつきとしかず》先生が亡くなられた。ぼくは先生の『村で病気とたたかう』(岩波新書)を学生時代に読んで、佐久総合病院の若月俊一に憧れて、八ヶ岳をはさんで反対側にある諏訪中央病院に赴任した。先生のような地域医療を行いたいと思ってやってきた。夢はすぐに破れた。外来で待っていても、患者さんが来ない病院だった。

ぼくは若月がよく使う「ヴ・ナロード」という言葉を思い出した。「人民のなかへ」という意味だ。

農村に入るときには「むずかしい話はするな」。若月俊一の教えを守り、脳卒中を減らすために、多い年には年間八〇回、スライドを持って集落を回った。住民に信頼されないさびれた病院は、地域へ出ていくことによって、新しい絆が生まれていった。地域に寝たきり老人がいることにも気がついた。在宅ケアや当時制度のなかったデイケアをはじめたのも、地域に出て住民から学べ、という若月の教えからだった。

七年前、先生に対談をお願いした。若月の言葉が昨日のように思い出される。

「地域とは一体何なのか、その住民はどういう生活をしているのか、ということをよく知らなければいけませんね。だから、鎌田先生がやっているような在宅ケアは非常に大事です。患者さんの家のなかに入っていく。これが『ヴ・ナロード』なんです。病院のなかにいたのではわからないことがたくさんある。」

うれしかった。

「地域の向こうには、人間の、一人ひとりの生活と暮らしがある。そこをきちっとみつめなければいけない」

若月俊一の言葉はひとつひとつが重かった。

「たったひとつ自分が誇れるのは、信州の山のなかから抜け出さなかったこと」

「何をやってきたのかと問われれば、医療の民主化と答える。達成できたのは希望の二、三割かな。地域の民主化がなければ医療の民主化もできない」

「大学医療に対立して、地域医療の第一線性を考えてきた。住民にとっては、大学医療より地域医療のほうがずっと大事だと思う」

「論理も重要だが、センチメントはより大切。『情』は地域に溶け込んでいくために重要」

と、印象深い話を次々に語り聞かせてくれた。

五年前、諏訪中央病院の若手医師を一〇人ほど連れて、佐久総合病院との交流会に行ったところ、腹部大動脈瘤破裂の手術後の先生がわざわざ顔を出してくれた。

病院のスタッフがハラハラするなかで、先生はもう一杯、もう一杯と、楽しそうにお酒をお代わりした。地域医療の神さまは、まるで少年のようだった。

「ぼくは鎌田君が好きだから……」と何度も繰り返した。うれしかった。こうやってたくさんの若い医師たちを魔法にかけてきたのだろう。

「農村で演劇をやれ」の若月の教えを守り、茅野で健康づくりの集いなど、住民が集まる場があると、病院のスタッフとターミナルケアや認知症の問題を芝居にして住民に見てもらった。

「私が演劇に力を入れたのは、宮沢賢治の影響です。（中略）鎌田先生も劇だけではなく、音楽をやったり、幅広く文化活動をやっておられます（中略）これはいいことです」

「当初は、住民にわかりやすいかたちということで芝居という方法を選んだのでしたが、何回かやっているうちにとてもおもしろいことに気づいたのです。医師や看護婦は、医療の現場で『演じる』という重大な役割をもっているんじゃないか。つまり、治療の過程で医者や看護婦が上手に演じることで、患者さんに勇気や希望を与えることができる。芝居をつくりながら、彼らはそのことを学んでいるのではないかと。先生の真似《まね》から、ぼくたちはちょっと違う副産物も得たような気がするんです」

ぼくが答えると若月先生からリアクションがあった。

「それはいい話ですね。同感です」

若月にあこがれて、たくさんの医師たちが、大学を離れて、地域医療に夢を託した時代があった。今から三五年程前の話だ。そのおかげで医師のいない小さな地方が救われたのだ。この頃から農山村の医療が変わりだした。

今、医師の研修制度改革で、医師不足のために、その頃と同じように地域の医療が崩壊の危機に瀕している。こんな時代にこそ、若月俊一が元気でいてくれたらなあと思わずにはいられない。

お酒の席では楽しかった。ぼくは桃色人間だからと言いながら、師長さんの手を握る。カマタクン、ぼくは女の人が好きでね、なんて正直にのたまう。ニクメナイ人だ。負けた。いくつになられても青年のような空気をもっていた。
マンモス病院を作り上げたすご腕の病院経営者でありながら、「損得の計算じゃない、弱いものを守り、助け合うことが大事」「人間一人ひとりを大切にしていくことです。差別をしてはならないのです」と、先生はぼくにおっしゃった。
ヒューマニストであり、ロマンティストであり、センチメンタリストである偉大なドクターだった。彼から教えられた「地域に学ぶ」を、これからも忘れないようにしていかなくちゃ。

人と人のつながりを大切にすること。医師や看護師や、介護の専門家だけでなく、営業の人も、ホテルの人もレストランもラーメン屋さんも、センチメンタリズムという情が大切。

今ぼくは東京駅のまん前にある、丸ノ内ホテルでこの原稿を書いている。メンバーズラウンジがある。仕事を終えてホテルへ入り、宿泊の手続きをしていると、フロント係の女性が「私、おいしいコーヒーを淹《い》れられるんです」と明るい顔で言う。ぼくの疲れた顔を察したのだろう。こういうホスピタリティはうれしくなる。ホテルのフロント係なのに、きちんとコーヒーの淹れ方を学んできたという。

ぼくの疲れは飛んでいった。

人と人をつなぐ情ってなんだろう。相手に対する想像力なのだ。カマタが疲れていると想像して、何かしてあげようと思ってくれた。彼女にとってはコーヒーだったのだ。人間は一人では生きていけない。つながりが大切。つながるためには相手への優しい「思い」が大事。人生に負けないで充実した人生にするために、相手への想像力を豊かにしよう。

相手への想像力がやがて、いつか、自分にもどってくることがある。人生ってそういうものだ。

幸せはブーメランに似ている。人を幸せにしていると、いつか大空に飛び出していった「幸せ」がもどってくる。幸せはそんなふうにできているのだ。

第8章
学ぼう、感動しよう、人生を生きぬく力を自分で育てよう

勉強が人生を変える

「これからどうなっちゃうんだろう」

ぼくが聞くと、悲しい顔をした後、ちょっと笑った。

「神のみぞ知る」。ドクター・ラリックが答えた。二〇〇六年九月下旬、ぼくがイラクの難民キャンプに行ったときだ。バグダッドから抜け出してきたドクターたちが、口々に喋りはじめる。

「パン屋が次々と殺されていく。自分たちが住む町の、最後のパン屋が殺された。すべてのパン屋がシャッターを閉じてしまった」

イラク人にとってパンは主食である。テロリストたちは、市民生活を崩壊させるために、罪のないパン屋を殺しているのである。

「電気が一日四時間しか来ない」

バグダッドのドクターが言うと、イラク北部のモスルのドクターは、「うちは二時間だけだ」と言う。バグダッドの闇市では、ガソリンの値段が五倍になった。モスルでは、もはや闇市に行ってもガソリンは手に入らないという。石油大国のはずなのに、皮肉なことが起きている。

水が手に入らない。病院なのに二日間も水がまったく手に入らなかったことがあった。市民生活は崩壊しつつある。

ドクターや大学教授たちが脅迫されている。無視すれば殺される。病院にも弾が撃ち込まれ、入院患者の子どもが怪我をした。命が失われないように、毎日祈りをささげる。

夜はロウソクの灯《あか》りで過ごすことが多くなった。食品の値段がどんどん上がっている。イラク北部のクルド人地域の治安は回復しているので、そこへ疎開する人が多くなった。

しかし自分たちは医師として、病院から離れることはできない。テロリストたちの狙い通りに病院から去ってしまったら、患者たちはどうなるのか。医師として、患者を捨てて逃げるわけにはいかないという。

二〇〇六年五月に新政権が発足してから、小麦やお茶、ミルク、油などの配給物資も滞ることが多くなってきた。薬も手に入りにくい。

二年前、ぼくたちがこのドクターたちとはじめて会って、支援を決めたときに比べると、状況は格段に悪化している。しかも当時は、戦争が終わった余韻がまだ残っているせいもあって、世界のＮＰＯから支援が入った。今はそのほとんどが撤退し、イラク南部のバスラの病院にはオーストリアのＮＰＯからの支援もわずかに入ってはいるが、定期的に薬を提供するのはぼくらのＪＩＭ－ＮＥＴ（日本イラク医療支援ネットワーク）だけになってしまったという。イタリアのＮＰＯからも、ＪＩＭ－ＮＥＴと協力して支援したいという申し出があった。危険のなかで、運ばれてくるＪＩＭ－ＮＥＴの薬がなくなれば、子どもたちの命を保つことはできなくなるだろう。

薬を運ぶのも大変危険になった。頼んでいた会社は、運転手が二人殺された。その後、薬を運ぶのを断られた。なんとか別の輸送会社が見つかって、イラクの四つの小児病院へ薬を運び続けているが、それもいつまで続けられるかわからなくなってきた。

ドクターや看護師たちは、ガソリンがないためと、襲われることを恐れて、何日か病院に寝泊まりするようになった。あるドクターはこんなことを言いだした。「今まで、予約した患者さんが来ないと、『来なくちゃダメじゃないか』と注意していた。でももうそんな注意はできなくなった。来たくても、恐くて来られないのだ。『よく来たね』としか言ってあげられない。なんとも悲しい国になってしまった」

ぼくたちは、毎月三五〇万円分の薬をイラクの四つの小児病院へ送っている。一番薬のリクエストが多かった年末年始には、月一〇〇〇万円を超した。キリンビールや日本化薬から薬品の支援があったときは、五〇〇〇万円を超す月もある。

ぼくたちのNPOが送った、セルセパレーターという、血液を分離し、血小板や赤血球を輸血する機器は、順調に動きだしている。家族が血液バンクへ行くこと自体危険になっているので、病院のなかで子どものために採血し、輸血ができるようになって、大変喜ばれている。状況が極めて悪化している南部のバスラの病院でも、セルセパレーターが欲しいという。一台約五〇〇万円かかるのだ。もう少し募金が必要だ。

NPO「がんばらない」レーベルが出した「ひまわり」というCDは、大変なヒットとなっている。このCD「ひまわり」の売り上げが、子どもたちに毎月送られる薬代に使われる。ありがたい。

混乱のなかにいても、子どもたちのために逃げないドクターたちが少しでも働きやすいようにしてあげたい。医療機器や医薬品を提供し、そのドクターたちが子どもたちを救えるようにしてあげたい。それが町のカタチを残すことにつながる。テロリストたちはパン屋をつぶすのと同じように、病院の機能をマヒさせたいのだ。病院から医師がいなくなれば、市民も不安になって町を去るだろう。病院が市民生活を守る最後の砦なのだ。応援しなくちゃあ。

今イラクは内戦状態におちいり、ドクターたちは、大変な悪条件のなかで闘っている。現在、保健省からキマディアという国営の薬剤製造供給会社のルートを通して四一%、NGOから三二%の薬が供給され、二七%は不足している。

ドクターたちがお金を出し合って、闇市で薬を買うこともある。本当は買いたくない。闇市に出ている薬は、盗まれた薬の可能性がある。しかしどうしても必要なときには、闇市で購入して子どもたちに投与しているという。

　外出するのが危険になったため、家での出産が増えているらしい。

　非常に悪条件のなかで、ドクターたちはよくがんばっている。自分たちが攻撃の対象にされ、バグダッドで生きていくのはとても恐い。しかし、彼らが病院から逃げてしまえば、最後の市民生活の砦は壊れていく。彼らは命がけで子どもたちの治療に当たっている。その先生たちを応援しないわけにはいかない。世界のＮＧＯがすべて撤退したとわかれば、ますますＪＩＭ‐ＮＥＴの責任は重い。

　ディスカッションの末、最終的に次のようなことを決めた。毎月三五〇万円分の薬を届けること。製薬会社に支援をお願いして、白血病や小児がんの子どもたちのために、Ｇ‐ＣＳＦという白血球を増やす薬を必要なときには届けること。

　出血で死んでいく子どもたちがまだまだ多いため、血小板輸血ができるセルセパレーターをもう1台、バスラ南部の病院に送ること。また、今後二台のセルセパレーターを動かすため、消耗品のキットを定期的に補充していくシステムを構築する。イラクのドクターや看護師たちの医療水準も、この一五年ほどの戦争の間にずいぶん遅れてしまった。その遅れを取り戻すために、日本での研修プログラムを組むことも決めた。

次回は、安定が訪れはじめているイラク北部のアルビルで、六回目のカンファレンスができたらいいなあと夢を語った。

それまでみんな元気で生き続けます。イラクに本物の平和が来るまで、日本のみなさんの応援を期待しています。イラクの小児科医リカの切ないメッセージで、カンファレンスは終わった。

サブリーンは網膜芽細胞腫で右目の摘出を行った。彼女は一二歳。その後も病気との闘いが続く。バスラで手術を終え、モスルへ移って放射線治療を行った。彼女の家は貧しい。食糧支援と同時に、治療費の一部援助もぼくらが行っている。

ＪＩＭ-ＮＥＴでは、かつて数学の先生だったイブラヒムを現地事務局員として雇い、イラクからヨルダンへ脱出して治療を受けている子どもたちのための院内学級を開始した。現在彼は、大変危険な状態にあるイラク南部へ入り、バスラの小児病院で院内学級の先生をしてくれている。

勉強がはじまると、病気と闘っている子どもたちが明るくなる。人間って不思議だ。追い込まれた状況でも勉強ができる環境になると、多くの子どもたちが目を輝かせる。そしてお母さんたちまで変わるのである。助かる可能性があるから、勉強がはじまったと思うのだ。親も子どもも明るさを取り戻していく。

本来、勉強は嫌なものなんかじゃなくて、夢とか、未来とか、苦しい境遇から脱出するためとか、すばらしい世界へ連れていってくれる可能性を持つもの。イラクの支援をして、なんとなく、そう気づかされた。

イブラヒム先生は優しい。白血病の妻を泣きながら看とった。自分の苦しい経験をもとに、病気と闘っている小さな子どもたちをサポートしようとしている。イブラヒムに支えられて、サブリーンも笑顔を取り戻していく。院内学級で猫の絵を描いた。なんとも明るい穏やかでいい絵。

病気を治すだけでなく、病気と闘う子どもたちの心を支えてくれる人がいるということが、すごく大事なことなのだろうと思った。

勉強ってめんどうだけど、未来につながる大切なもの。勉強したい子がちゃんと勉強できるようにしてあげたいと思う。

勉強が人生を変える。人生を変えるチャンスはいろいろあるが、勉強はそのうちの大事なひとつだ。

勉強ができるって幸せなこと。
勉強しなくちゃあ。

心を豊かにしてくれる音楽

新しいレーベル「がんばらない」が立ち上がった。利益のすべては、チェルノブイリやイラクの白血病やがんの子どもたちの薬代になる。

二〇〇五年の初秋、ベラルーシの病院で、坂田明が吹いた「ひまわり」がすごかった。マルチェロ・マストロヤンニとソフィア・ローレンのあの「ひまわり」の主題曲である。サックス一本の独奏で、坂田明にとっては初演であったにもかかわらず、グイグイとベラルーシの人々の心を鷲《わし》づかみにしていく。ジャズを聴きなれていないベラルーシのドクターや看護師さんや患者さんたちが、明らかに感動しているのがわかった。優しく激しい坂田のジャズに度肝を抜かれたようだ。唖然《あぜん》として、しばらくして嵐のような拍手がおきた。音楽好きなベラルーシの人にとってもはじめてのスタイルの音楽だと思う。それより何より、ぼくの心が揺さぶられた。この感動をもっとたくさんの人に分けてあげたいとぼくは思った。

その帰路、モスクワまでの一五時間、大平原を夜汽車に揺られながら、ジャガイモ顔の少年のような中年が二人、ゴトンゴトンと夢を語り合う。窓の外には信州の星より大きな星ぼしが夜空に浮かんでいる。お伽話《とぎばなし》のような旅を続けながら、ぼくは坂田さんを口説き続けた。

「命とか絆とかいうタイトルでCDつくらない?」

「くさいよ、くさい。いくらカマちゃんが言ってもダメ。癒やしの音楽なんていやしいことは、オレは絶対にしない」

坂田明はとことん頑固だった。照れ屋でもあった。

「病気の子どもたちに薬を送りたいんだ。助けてよ」

これが効いた。坂田明の心の窓が開かれた。

「カマちゃんは、すぐ人を泣かすけど、オレは恥ずかしくてできない」と言って笑った。

「だけど今回は協力してもいいよ。カマちゃんの応援してあげるよ。病気の子どもの薬代を稼いでやるか。最高のメンバーであっと驚くようなアルバムにしよう」

とんとん拍子に決まっていった。

帰国後早速、東京でレコーディングが行われた。フェビアン・レザ・パネのピアノが華麗ですごい。美しい詩のようなタッチのピアノが流れる。坂田明のアルトサックスとの、いつもとは違う、ゆったりとした掛け合いが、なんとも美しいのである。吉野弘志《よしのひろし》のベースが音に厚みを増す。「死んだ男の残したものは」のベースは、涙が出てきそうになる。パーカッションの八尋知洋《やひろともひろ》がおしゃれ。セッションをしても、どんなメンバーとも闘って打ち倒してしまうような演奏をしてきたデストロイヤーの坂田明が、今回は破壊者にならず、美しいメロディを大事にしながら、最後の最後まで温かく優しいのだ。

ベラルーシの汚染の大地で、自然を汚したことを怒り、唸《うな》り、悲しみ、沈黙の大地に静かに祈りを捧げるように吹き上げた。

鎌田實ファースト・プロデュースのＣＤ「ひまわり」が売れているのだ。一万七〇〇〇枚。ジャズでは大ヒットらしい。

イラクの四つの小児病院で、戦争に傷つき、病気と闘っている子どもたち、チェルノブイリの放射能汚染地帯で病気と闘っている子どもたちを、応援し続けようと思っている。

夢を語ることが大事だと思う。語らなければ夢は実現しない。とにかく語りはじめる、「こうしたい、ああしたい」と。

坂田明を説得するのは大変だった。坂田明の生き方がある、坂田明のジャズのスタイルがある。そのスタイルにぼくは、ダメだとあきらめずに、ダメでもともとと思ってぶつかっていった。

大事なことは、「鎌田實のためにやってほしい、応援をしてほしい」と頼むのではなく、「困難ななかに生きている子どもたちのために応援してほしい」ということを語り続けたことである。結局、坂田さんは応援をしてくれることになった。夢のような話である。

そして、坂田明はぼくの兄貴のような存在になった。年に数回は一緒に講演をするようになった。家族同士の付き合いに広がって、鹿児島、奄美大島と二組の夫婦で旅をした。命の話と坂田さんのサックスのコンサートを組み合わせた講演が評判を呼んでいる。

夢を語ることで何か新しい世界が広がるような気がする。スタートはまず、夢を語ること。

夢を語ろう。いつか幸せが近づいてくる。

年齢なんて気にしない

一六年前、ひょんなことから、ホスピタルコンサートがはじまった。

「病コンやってみませんか」

東京芸術大学名誉教授の畑中良輔先生の突然のお申し出だった。

「病コン?」

ぼくがきょとんとしていると、畑中先生は言った。

「病院コンサートのこと」

当時は駅コンというのが流行っていた。駅コンの向こうを張って病コンをやろうというのだ。それ以来一六年、一度も休むことなく、夏の一日、ホスピタルコンサートが催されてきた。一流の音楽家たちが全員ボランティアで集まる。地域の方々が毎年楽しみにして、五〇〇席の椅子が埋まる。二〇〇六年はモーツァルト・イヤーにふさわしく、たくさんのモーツァルトの名曲が演奏された。第一部の最初は、ドイツ留学中の奈良真潮《ましお》さんが「きらきら星変奏曲」を演奏した。

様々な要職に就き、お忙しいフルーティストの峰岸壮一さんは、久しぶりの出演だった。「アンダンテ　ハ長調　K315」と「アヴェ・マリア」を吹いてくれた。

テノールの下野昇《しものののぼる》さんは、「マイ・フェア・レディ」や「キャッツ」のナンバーを声量豊かに歌い、岩崎由紀子さんが「初恋」をしんみりと歌った。みんな大学の教授か元教授である。

日本を代表するプリマドンナを長く務めた伊藤京子さんは、舞台で歌わなくなった後も、このホスピタルコンサートでは歌い続けてくれたが、数年前から詩の朗読をしてくれるようになった。今回は團伊玖磨《だんいくま》さんのエッセイ「パイプのけむり」。会場が笑いに包まれた。

第二部はオペラの名作「魔笛」。ホスピタルコンサートでオペラは二回目である。パミーナを岩崎由紀子さん、パパゲーノを山田純彦《あきひこ》さん、パパゲーナを山田昌子さん、ザラストロをバリトンのベテラン築地利三郎さん。

諏訪中央病院の検診で病気が見つかり、手術して回復した三浦洋一さんが、七年ぶりにピアノを弾いてくれた。ぼくらのできるお返しは、病気を早期発見して、治してあげること。

ぼくと矢崎和広・前茅野市長は、どういうわけか殺され役で出演させられ、なんだかわからないけれど会場が盛り上がってしまった。幸せな音楽会だった。

音楽会なんか行ったことのなかった九二歳のおばあちゃんが、毎年楽しみに来てくれる。この年も、両杖をついて腰を曲げながらやってきた。

「よく来てくれたね」

ぼくが声をかけた。

「毎年、本物の音楽を聴くのを楽しみにしているの」

良いものは伝わるのだ。

畑中良輔先生の指揮で、「夏の思い出」と「故郷《ふるさと》」を観客と出演者が一緒になって歌い、フィナーレを迎えた。

コンサートの後は、病院のハーブガーデンでパーティがはじまる。職員やボランティアたちが総出で、煮物や芋汁などの田舎料理と、朝採りの新鮮な野菜を振舞い、和気藹々《あいあい》とした楽しい時間を過ごす。

日本を代表する音楽家たちの本日の演奏料は、新鮮な野菜。すごいことだ。出演してくださった二十数名の音楽家以外にも、小川雄二先生をはじめとする音楽大学の先生方が裏方として支えてくれている。たくさんの方々のおかげで、この夏のホスピタルコンサートは大好評で幕を閉じた。

こんな豪華なプログラムのコンサートは、東京でもなかなかお目にかかれないのではないか、とちょっと自慢に思っている。たくさんの音楽家に感謝。

圧巻は青木十良《あおきじゆうろう》先生のチェロ。今も第一線で活躍する九一歳である。サン＝サーンスの「白鳥」をはじめ三曲を演奏してくれた。何千個の音符を一つひとつ拾って吟味し、解読して演奏しているという。

「譜面の中身をしっかりつかんで、楽器を通してそのつかんだ心を伝える。これが演奏家の使命です。作曲家がどんなつもりでこの曲を作ったかを想像するのは楽しいですよ」

九一歳の今でも、毎日六時間ほどの練習をしているというから驚きである。

「若い頃は、飛行機を操縦しようとしたり、オーディオの開発にのめり込んだり、ロシア文学をはじめとする様々な小説を読みふけったり、無駄なこともいっぱいしてきました。しかし、人間へのより深い興味は、音楽のより深い理解へと導いてくれます。良い音楽の底流には文学が脈打っています。若い頃のように指は動いてくれませんが、年をとっただけ音楽の中身が見えてきました」

雄大で温かくて包み込んでくれるような音色が、病院のホールに流れ出すと、会場は静まりかえった。ところどころからすすり泣きが聞こえる。吹き抜けの二階にいる患者さんたちだろうか。感動したご家族だろうか。不思議な空気に包まれていく。演奏が終わると、司会の畑中良輔先生は泣き声でマイクを握った。みんなが感極まっているのである。

二〇〇六年、恩賜賞・日本芸術院賞を受賞なさった畑中先生は今もやんちゃな少年のような心の持ち主だ。好きな曲や演奏の後には、たっぷり想いのつまった解説をしてくれる。このときばかりは言葉を超えた音楽の素晴らしさをぼくたちに教えてくれた。言葉なんかいらないときもあるのだ。

畑中先生は、二〇〇七年に発表会をした。歌うのである。八五歳。おどろきである。コンサートやオペラをプロデュースしたり、司会をしたり、音楽評論をしたり、夜明けまで仕事をしているという。畑中先生と毎年、食事をする。よく食べるのだ。ぼくらはブル先生と呼ぶ。ブルドッグに似ているのだ。おいしいモノに目がなくて、ほっぺたをブルブルさせながら、「これおいしい」「これすごい」と幸せそうなのだ。感動したときは、それを口に出す。もっと感動したときは、泣く。心はいつもオープン。

畑中良輔先生は、二〇一二年五月に亡くなられた。最後の最後までピンピン、ブルブル。たくさんの人に幸せをプレゼントし続けた人生だった。

九一歳（二〇〇六年当時）の青木十良先生は、日々の努力をおこたらない。何年生きたかなんて関係ないのだ。若くても心が老人の人がいる。九〇年以上生きてきたのに、青年のような心をもっている人もいるのだ。若々しく好奇心をもち続けること。楽しいとか、うれしいとか、きれいとか、おいしいとか、感動することが、人生を生きぬく力になっているのだと思う。

幸せは若々しい好奇心のそばにある。

読書で心を耕す

秋山ちえ子さんから、たくさんの本が送られてきた。諏訪中央病院に二〇〇五年からできた外来図書室へどうぞと書かれていた。中にご自分の『風の流れに添って』（講談社）が交じっていた。面白い本だ。

二〇〇五年一〇月に五七年続いたラジオの第一線から卒業した。常に弱い者や小さい者を、大切にした。生活者の視点から発言し続けてきた。話だけではなく、弱い人たちのために、彼女は身をささげている。たくさんの人が彼女に支えられてきた。いくつもの福祉施設を応援してきた。

絶版状態だった土家由岐雄《つちやゆきお》の童話『かわいそうなぞう』を平和を願って毎年八月一五日に、ラジオで朗読した。それ以来、『かわいそうなぞう』は現在も子どもたちに読まれ続けている。二〇〇万部を超えるベストセラーになった。彼女はたくさんの埋もれている作品に光をあてた。

話を戻そう。病院の図書室は日本ではあまり普及していない。日本の一人あたりの医療費は、先進国のなかでは最も低いグループに入っている。そのために病院の経営が厳しい。図書室なんかつくっていられない。でも、ぼくらの地域は違った。

茅野市の読書推進運動の流れのなかで、病院に図書室ができた。茅野市では全国に先駆けてファーストブック・プレゼントを開始した。赤ちゃんと親との豊かな絆をつくる絵本。そして、生涯読書の種まき。

はじめの一冊は出生届の提出時に、五冊のなかから一冊を選ぶ。次の一冊は四カ月健診時に、三〇冊のなかから一冊、プレゼントされる。

絵本をもらった、泉野という山の集落に住む若いお母さんはビックリ。まだ目も見えないのにと思ったけど、おっぱいを飲ませながら絵本を読んであげた。

「それから、四カ月健診のときに『だれかしら』（多田ヒロシ作、文化出版局）という絵本をいただきました。この絵本の内容は、男の子のお誕生日に、いろいろな動物のお友だちが、プレゼントを持って訪ねてくるお話です。

『きょうは　うれしい　たんじょうび　ともだち　いっぱい　くるかしら』
『とんとんとん　おともだち　だれかしら』

『あっ　ねこさんだ　たんじょうび　おめでとう』

（中略）

『みんなで　もういちど　たんじょうび　おめでとう』

『ぱちぱちぱち　どうも　ありがとう』

長女が生後五カ月を迎える頃、私の誕生日がきました。今日はママのお誕生日と、子どもに話しかけました。すると、ぱちぱちと手をたたくのです。あれ？と思い、もう一度今日はママのお誕生日と話しかけました。すると、また手をぱちぱちしてくれました。私はうれしくて、夫が仕事から帰ってきたらまたやって見せました」

うれしかったと思う。本が好きな子どもが増えてくれるといいなあと思う。なんで、五カ月の子がパチパチできるのか。不思議だ。でもなんとなく、ぼくもうれしくなった。二冊の本のプレゼントが、親と子の絆をより強いものにしてくれているように思う。子育てだけでなく、親育ちの機会となっている。

ぼくらの街では保育園から高校まで、市内のすべての学舎《まなびや》で、朝の読書運動が行われている。すでに六年になる。転任してくる先生たちが、異口同音に、朝の一時限目の授業が落ち着いているという。学校図書館の一人あたりの貸出数が多い。「読書の森　読《ど》りーむ・inちの」のボランティアグループが、「月夜のおはなし会」「ふるさとの民話と伝統を訪ねるツアー」「読み聞かせフェスタ」「本大好き交流会」、柳田邦男さんの絵本の講演会など、多彩な取り組みを行っている。読書する空気が広がっている。

外来図書室にも、司書ボランティアが派遣されてくる。小児科病棟に読み聞かせボランティアが来てくれる。老人保健施設のお年寄りに、昔なつかしい紙芝居を見せてくれる。生まれたての子どもからお年寄りまで、物語を見たり、読んだり、聞いたりすることはステキなことだと思う。

読書が、役に立っても立たなくてもいいのだ。本のなかに広がる世界そのものが幸せを感じさせてくれる。本でも、音楽でも、芝居でも、旅行でも、本人がちょっとその気になれば幸せに出会えるのだ。

子どもや若者たちに読書の楽しみを伝えなくちゃ。大人の責任。

ぼくは読書から生きるヒントをもらってきた。「勝ち」と「負け」の間にほんものの幸せはある。読書のなかから多様な生き方があることを学べば、どんなに辛い人生でも、負けと思わず、意味があると思うことはできるのだ。いい本のなかにそのヒントが詰まっている。

第9章
自分らしく生きれば活路は開ける。きっと

生きるって辛いことが多いけど投げ出さないこと。一回だけの人生だから

人生って難しい。生きていると、運、不運が偏《かたよ》るときがある。苦難が連続することがある。

イラクの病気の子どもを支えるNPOで大活躍しているイブラヒムは、イラク南部にあるバスラの出身。バスラは一九九一年、湾岸戦争のとき、激しい戦場となり、米軍の劣化ウラン弾が大量に落とされた。

二〇〇三年一二月、イブラヒムはユニセフの仕事で、イエメンで数学の教師を

していた。妊娠二カ月だった妻が白血病と診断された。化学療法をすると胎児に奇形などの影響を与える可能性が高く、積極的な治療ができない。彼らの文化は人工中絶を許さなかった。奥さんの病状は悪化していった。

二〇〇四年三月、イラク戦争は終わったのに平和はやってこない。バスラの医療状況は最悪だった。彼女の病状はさらに悪化した。救急車で危険地帯を通り抜け、国境を越え、ヨルダンのアンマンにあるがんセンターへ運ばれた。

お腹の子どもは六カ月に入ったばかりだったが、彼女の状態が悪く、選択の余地なく帝王切開となった。

赤ちゃんは五〇〇グラムで生まれてきた。しかもなんと、双子だった。イブラヒムは奥さんの看病をしながら、双子の未熟児の赤ちゃんと、三歳の長女、ファトマの面倒をみた。

出産後、白血病に対して、抗がん剤治療が行われた。なかなか寛解に持ち込めない。骨髄移植も行ったが、彼女の命を救うことはできなかった。二〇〇五年一月、彼女は息を引き取った。

イブラヒムは悲しみのどん底にいた。未熟児で生まれた双子の赤ちゃんと三歳の女の子を抱え、彼はどうやって生きていったらよいかわからなかった。こんな状態でイラクに戻っても、仕事もなく、子どもたちもどうなるかわからなかった。失意のどん底にいるイブラヒムを、ぼくらのアンマン事務所でしばらく支えることになった。

彼はイラクから病気の治療にヨルダンに来ている子どもたちに、算数を教えはじめた。

三カ月が過ぎて、イブラヒムは少しずつ元気になった。フレンドリーなヨルダン人。親戚でもないのに、双子を預かって育ててくれる人があらわれた。アラブ社会には世話好きが多い。ファートマは、イラクのバスラの親戚が預かってくれることになった。家族はばらばらだが、それぞれがへこたれずに生きていくしかなかった。

不思議なことに、イブラヒムが勉強を教えだすと、白血病で明日死んでしまうかもしれない子どもたちが、とってもうれしそうにする。イブラヒムは、自分自身が苦しみを経験してきた。今も悲しみのなかにいる。病気と闘う子どもたちや家族たちにとって、イブラヒムの存在はとても大きなものだった。しかも、イブラヒムによって子どもたちが元気になるだけではなかった。勉強をしながらうれしそうにしている子どもたちの存在が、イブラヒムに生きる力を与えた。イブラヒムに笑顔が戻ってきた。

悲しみのどん底にいるとき、悲しみだけを見つめていないで、悲しみを横に置き、誰かのために生きることが大事なのかもしれない。誰でも自分が存在していることの意味が知りたい。自分が誰かの役に立っていると感じたとき、へこたれないぞと思えるのだ。

ぼくらは、イラクの病気の子どもたちが国内で治療ができるように、イラクの四つの小児病院に二年前の夏から毎月薬を送っている。

要冷蔵の白血球増加剤をバスラの小児病院へ運ぶ任務は特に大変だった。クウェートまで飛行機で飛び、そこから陸路でバスラの小児病院へ向かった。保冷剤がなかなか手に入らない。薬を病院まで冷やし続けながら運ぶ必要がある。かき氷を集めて、薬を冷やしながら、クウェートからイラクに入国した。

イブラヒムは危険を覚悟でバスラへ向かった。自分の妻を白血病で失った。彼は他の白血病で苦しんでいる子どもや、がんで苦しんでいる人たちのために、どうしても薬を届けたかった。成功した。

双子の赤ちゃんも元気に育っている。ファートマは四歳になった。早く平和が来て、家族全員がバスラにあるイブラヒムの家で生活できるようになることを祈る。イブラヒムは子どもの心をつかむのがとても上手で、あたたかい。算数の教え方もうまい。

苦難のなかにいる。しかしイブラヒムはへこたれない。前を見て生きようとしている。早く本物の平和が来ることを祈る。

困難のなかにいると、人のことなんか気にしていられなくなる、自分のことで精いっぱいだ。ただ、自分のことだけ考えていると、なかなか困難から抜け出すことはできない。

「なぜ自分はこんなに不幸なんだろう」と、愚痴やあきらめが出やすくなる。自分の困難を少し横に置いて、より困難な人のために何か手伝ってあげる、汗を流してあげる。

汗を流しながら、何か大切なものに気がつくときがある。人生ってうまくできている。逆転の発想が必要なんじゃないだろうか。困難なときほど誰かのために生きる、それをまずやってみたいなあ。

この本のなかで幸せさがしをしてきたが、大切なヒントを見つけた気がした。

土俵際でもあきらめない

二〇〇四年の春。友人の友人の友人を通して、メールが入った。ＳＯＳだ。北関東のある大都市に生活している、五七歳の女性からだった。茅野市からは遠い町だ。

肺に大きな影があった。気管支鏡検査を受けることになった。若い女性の医師が、気管支鏡検査を行った。まわりに若い男性の医師が二人ついて指導をしていた。二人は小声で遊びの話をしている。低い笑い声。辛い検査を受けている患者の心を、どう思っているのだろうか。彼女の心のなかに、病院への不信感が広がった。

検査が終わって一〇日後、がんの告知を受けた。あまりにもあっけなかった。驚きのあまり、質問すらできなかった。わずか三分で告知は終わり。事務的だった。彼女は、深く傷ついた。

「じゃあ、もっと詳しく調べるために、検査入院してください。明日というわけにはいかないでしょうから、いつだったらいいですか」と聞かれた。彼女はそのときはとても元気で、仕事もしていたので、できるだけまわりに迷惑をかけたくないと思った。仕事の整理をしてから入院しようと考え、一カ月半後にお願いしますと言った。医師は不満そうだった。不機嫌な声で言った。

「ああそうですか。ちょっと遅いけど、患者さんの考え方ですからいいでしょう」

めんどうくさそうだった。

「そのときまで何か注意したほうがいいことがありましたら、教えてください」

「別にないですよ。栄養とか休養とか注意しても、進むものは進みますから、まあ好きにやってください」

突き放した言い方に、彼女はますます傷ついた。彼女が住んでいる県のなかでは最も有名な病院だが、この病院で治療を受けたくなかった。

病状は刻々と悪化していった。胸が痛くなり、熱が出はじめ、体はだるさを増してきた。それでも検査を受けた病院にはどうしても行きたくなかった。諏訪中央病院に、再びＳＯＳが入った。

転がり込むように入院してきた。すでに胸水がたまっていた。状況は厳しい。

諏訪中央病院で主治医になったドクターは、あきらめてはいけない、できるだけの治療をすべきだと、抗がん剤による積極的な治療を勧めた。すでに肺がんから胸膜炎が起きている。骨転移もある。彼女の心は揺れた。

一人のレジデントが彼女の担当になった。一日何回も病室を訪ねた。一日の仕事が終わって、夜、最後に彼女の病室をいつも訪問した。若いレジデントは素直で感性が豊かだった。

彼女は優しかった。彼女のなかにある母性がふつふつと蘇った。若い医師が良い医者に育つ役に立ちたいと思った。

若い医師の診察に協力しはじめた。不思議なことに彼女の心のなかに変化があらわれてきた。生きたいと思いはじめた。諏訪中央病院の呼吸器の専門医から勧められた治療を受ける決意ができた。若い青年医師のお手柄である。

良い医療空間には、支えたり支えられたりが錯綜することがある。当然、多くは医療者が患者を支えるのだが、時たま患者が医療者を支えることがある。医療者が患者からいろいろなことを教わる。

ピンポンのラリーのように、再び医療者が患者を支えるようになる。なんとも気持ちの良いリターンが繰り返されるとき、時として奇跡が起きる。

彼女は、娘さんが嫁いだ東北の病院に移り、娘さんの家を拠点にして新しい病院で治療を開始した。東北の病院に移ってから手紙が届いた。

「先生からすばらしい励ましのお手紙をいただき、感激しています。今から思えば、諏訪中央病院に入院させていただいたときは、死神に取りつかれていたと思います。その死神を追い払ってくださったのは、病院の皆様の温かさです。今はとても元気です。体の調子はとても良いです。しかし、骨にも転移があり、がん性の胸膜炎にもなっていることを考えれば、厳しいことは変わっておりません。もっと元気になって、鎌田先生にお会いしに行きたいと思っています」

それから一〇カ月後、本当に病院を訪ねてきてくれた。うれしい再会だった。

「がんは消えたわけではないけど、私は元気です」

彼女の言葉が印象的だった。諏訪中央病院の呼吸器のドクターの診察も今、受けてきた。順調だとほめられたという。ニコニコ、笑顔がいい。重い病気と闘っているようには見えなかった。イキイキしているのだ。ラウンジでコーヒーを飲んだ。

「たくさんの人のおかげで生きています」

彼女の家族や友人、諏訪中央病院のドクターの名前を次々にあげた。

「それにもう一人、きっかけをつくってくれた大切な人がいます」

レジデントの名前をあげた。ぼくは院内携帯電話でレジデントを呼んだ。

ちょっといい光景を見た。にこにこしながら、六〇歳近いおばさんと、二〇代のレジデントが、ハイタッチをして再会を祝った。医師と患者のハイタッチなんて、あんまり見たことがなかった。若いドクターは、いろいろなことを教えてもらったと感謝し、患者さんは、若いドクターから生きるきっかけをもらったと感謝している。いいなあと、ぼくはしみじみと思った。

へこたれない。死ぬまでは生きているのだ。辛さや困難に負けない、あきらめないコツを見つけた。誰かのために生きると、生きる力がわいてくるみたいだ。幸せさがしのコツはいっぱい、生活のなかにころがっていることに気がついた。

どんなときにも希望を持とう

不幸や悲しみが、世の中にあふれている。不幸せを幸せに、ギアチェンジしてあげられたらいいのにと思う。そんな都合のいいことはできない。でも、悲しみの重さを少しだけ軽くしてあげることはできそうな気がする。人が人にできることはそんなことかもしれない。

「がん難民」という言葉を聞いた。進行したがんを持っている人や、再発したがん患者さんは行き場を失っているらしい。「やることがありません」「長くは入院させられません」。冷たい言葉が日本中の病院に広がっている。見放された患者さんや放り出された患者さんが多いという。

三五歳の卵巣がんのターミナルステージの患者さんが、関西からご主人と、ぼくの外来に紹介状を持ってやってきた。行き場のないがん難民の一人だった。

年間三〇万人以上の人が、がんで死ぬのだ。辛く、苦しく、悲しみのなかにいる人が、いっぱいいるのだろう。結婚したのは二年前だという。一年は二人で山登りをしたり、バイクのツーリングをしたりして楽しんだ。卵巣がんが見つかり、関西のある大学病院で手術をした。そのあと、抗がん剤の投与も受けた。少したって卵巣がんが再発をした。がん性腹膜炎がおきていた。

「効果的な治療はもうありません。希望があれば抗がん剤をやります。しかし、かえって命を短くするかもしれません」。辛い説明だった。病気が見つかってから苦しくて辛いことばかりで悲しかった。ホッとする時間はなかった。山が好き。八ヶ岳が見える病院に来たかった。

「結婚したばかりなのに、夫に苦労ばかりかけて、申し訳ないと思っています」

患者さんが、若い夫に向かって言った。いよいよであることを受け入れている。諏訪中央病院の緩和ケア病棟に転院してきた。八ヶ岳がよく見える病室だ。若い夫が介護休暇をとって二四時間、病室でつきそった。

できるだけ二人の時間をつくってあげた。妻は、夫の介護をうれしそうに受け入れた。二人で黙って八ヶ岳を見ている姿はほほえましかった。もう一度、二人で山登りをさせてあげたいと思った。

病気の進行は早く、徐々に食べられなくなった。

「食べようと思っても食べられないんです」

限界に近づいていた。うしろに立っている若い夫の目に悲しみがあふれていた。ぼくも悲しくなって窓のほうへ視線をはずした。ハーブガーデンが見えた。ぼくは咄嗟《とつさ》に思いついた。

「山は無理でもキャンプはできる。病院の庭へみんなで出よう。ご主人にテントを張ってもらおう。日陰をつくってもらって、飯盒《はんごう》で彼にご飯を炊いてもらう。彼の作った食事なら食べられるかもしれない」

涙が落ちそうだった若い夫の目が一瞬輝いた。うれしそうだった。

「少し良くなったら庭でキャンプだ」

みんなの合言葉になった。希望の言葉だった。ちょっと苦しい症状があっても、この合言葉が悲しみを軽くしてくれた。夫は関西へ向かって車を飛ばした。彼は山の道具を取りに行った。妻は必死に、うれしそうに、待った。夫は翌日、トンボ返りで病院にもどった。さらに、妻の状態は悪化していった。

夢のキャンプはできなかった。彼女は息をひきとった。

「はじめて伺ったときから、突然だったのに、優しく対応していただきました。

まだまだやりたいことがいっぱいある、死んだら皆から忘れられてしまうと、死を恐れておりましたが、皆様のおかげで、辛い病気の割には、静かに旅立てたと感謝しています。もう一度、八ヶ岳に登りたいと彼女は夢を持っていました。八ヶ岳が見える病院で死を迎えることができてよかったと思っております」

悲しみがあふれている。四六日間の短いおつきあいだった。ぼくらの病院がしてあげられたことはわずかであった。

告別式を終えると、夫が車で飛んできた。

「最後の最後まで、希望が持ててよかったです。希望を持てたのは妻だけではありませんでした。自分にも、彼女に何かしてあげられそうなものが見つかった。うれしかったです。飯盒で炊いたご飯を食べさせてあげられなかったけど、希望に救われました。希望は大切ですね」

緩和ケア病棟のリビングの日だまりには、この日、涙はなかった。あの世に逝く、辛い別れのときにも、幸せさがしはできるのかもしれない。ぼくらは不幸せを幸せにしてあげることなんてできないけど、命に寄り添うことで、悲しみを少しだけ軽くしてあげることはできると思った。

辛いときでも希望があれば耐えられる。きっと。
希望と幸せはセットでやってくる。

第10章
丁寧に生きればいい、人生はあなたを裏切らない

おもてなしの心をもとう

放射能の汚染の大地でホスピタリティを感じた。ベラルーシ共和国って日本にはあまり馴染みのない国だ。

ベラルーシとは、白いロシアという意味。冬は雪に覆われ、春になると雪融けの水が湖沼を拡げる。霧や霞《かすみ》に覆われ、幻想的な光景をつくりだす。冬も春も白の世界だ。

はじめて、九月のベラルーシを旅した。緑に覆われていた。

この季節の女性の肌はまぶしいほど白かった。夏から秋に変わる直前のさわや

かな季節。薄着の女性が美しかった。シャラポワのような女性がいっぱいいる。シャラポワは国籍はロシアだが、両親はこの地域で生まれたという。テニス界のスターである。ベラルーシは世界的な美人の産地と言われている。美人が多い秘密は、侵略という形でたくさんの血が混じり合った悲しい歴史にあると、ベラルーシ人の運転手アナトリーから聞かされた。夏と秋は女性の美しい白い肌、冬は雪、春は霞、四季を通して白いロシアである。

中世から他国に支配されてきた。ナポレオンの進軍路となり、村々が焼きはらわれた。ナチス・ドイツに二〇〇万人、スターリンに二五万人のベラルーシ人が殺されている。

この美しい国が一九八六年四月二六日、再び侵略を受けた。ウクライナのチェルノブイリ原子力発電所が爆発して、北へ向かう風に乗って、放射性物質が降りそそいだ。透明な怪物が国境を越えた。音も、臭いも、カタチもない不気味な相手だった。六三〇余りの市町村に避難命令が出され、家も畑も捨てなければならなかった。村は埋葬の村と言われ、地図からも消えた。

放射能汚染の村に老人や障がい者が残った。表面上は美しい、汚染の村へ健康診断に行った。集会所に歩いてこられない老人の家に診察に行った。ペチカの上で、キノコスープがグツグツと明るい音を奏でている。診察の後、おばあちゃんが、森で採ったキノコがおいしいから食べていけと言う。ゾクッとする。森のなかでガイガーカウンターが鋭い感知音を鳴らし続けたことをぼくは確認していた。村の人はみんな森や池や川が汚れていることを知っている。知っているのに貧しくて、安全なものが買えない。

健診が終わると、アナトリーがダーチャへ招待してくれた。ダーチャとは別荘のこと。一時期、物がなく貧しい時期に、国が土地を配った。そこで野菜を自分で作って、食べものを確保しろと言われた。ほとんどのダーチャは家族の手作り小屋である。かつてあった、コルホーズやソホーズという国家の管理する集団農場は崩壊した。ほとんどが放置されている。株式会社の大農園が成功している例もあるが、ベラルーシの野菜の多くがこのダーチャで作られているという。ダーチャに行くとまず、バーニャというロシア式サウナに入る。白樺《しらかば》の枝でお互いの背中をたたき合う。血液の循環がよくなるという。さらに確実に心の通い合いが高まる。

炭火でシャシリクという肉の串焼きがはじまる。ワイワイ、ガヤガヤ、よくしゃべる。肉を焼きながら、ウオツカをあおる。

クワスという黒パンから作った発酵飲料がでてくる。慣れてくるとうまい。変な表現だが、発酵酒になる二歩手前のような飲みものだ。アナトリーの奥さんは歌がうまい。歌は日本人のぼくたちも知っているロシア民謡。ベラルーシ語と日本語で大合唱になる。みんなが踊りだす。手拍子がはじまる。

健康診断のあと、おばあちゃんがスイカの種を袋に詰めてくれた。「おいしいよ。お食べ」。彼女たちにとって大切な食べものなのだろう。違う家ではおじいちゃんが、たわわに実ったプルーンの大きな果実を山盛りにして、ぼくに手渡す。栄養があるよと言う。彼らの最高のもてなしなのだ。信州の田舎町で在宅ケアをしているときに似ている。

チェチェルスクの病院で医療機器の修理をしたあと、町外れのおばあちゃんのところへ寄った。ちょうどジャガイモを収穫していた。声をかけると、よく来たと喜んでくれた。突然の訪問である。なのに家へ寄っていけと言う。さっと家で食事の準備がはじまった。

川魚のフライ、豊富な野菜、手作りのチーズにソーセージ、ブタの脂身のかたまりをフライパンで焼いたものと目玉焼き。密造酒。歓迎の心が伝わってくる。お金は持っていない。貧しい人々なのに。放射能の侵略を受けたのに。なんだか感じたことのないホッとする空気があった。おいしくて、うれしくて、楽しい。ベラルーシの食卓には幸せ感があふれていた。

このおもてなしの心があったからこそ、ぼくらも必死に、放射能汚染地の命を支えようとしてきた。人と人のつながりは不思議だ。

この土地の人たちは困難のなかで生活しているけど、笑いがあり、踊りがある。幸せは困難な生活のなかにだってあるのだ。隠れている。見つけにくいだけ。

ホスピタリティというおもてなしの心を持っていると運が開けてくる。人によくしてあげると、なんだか知らないうちに運が何倍にもなってもどってくるのだ。人生の困難のなかにいるとホスピタリティどころではないが、辛いときほど、優しいおもてなしの心を持とう。他人のあなたへの目が変わりだすだろう。

ホスピタリティのある人に幸せがやってくる。人生ってそういうものだ。

人生に手遅れはない

魅力的な女性とご一緒した。大阪市の助役を退任し、再び弁護士活動をはじめている大平光代さん。酒が強い。明るい。関西弁がぽんぽん飛び出す。さわやか。『だから、あなたも生きぬいて』(講談社文庫)は空前のベストセラーになった。たくさんの人に勇気を与えた。

キタ新地のクラブでナンバーワンになるためには、自分で飲まなければならない。ヘネシーを毎日一本空けた。経済界のお客が多かったので、日経新聞を読み、新しいニュースに貪欲だった。

ぼくの質問は単刀直入だ。「ナンバーワンってどのくらい稼ぐの?」「店の売り上げは、たぶん月五〇〇万」と答えが返ってきた。「一番お給料の多かったときは?」と聞くと、「月三五〇万くらいかしら」。

目標を達成していくフローチャートがこの人の頭のなかにあるのだろう。キタ新地のクラブのナンバーワンホステスになるという目標設定。どうしたらモチベーションを高め、どのようにハードルを越えていけばいいのか、大平光代にはわかったのだろう。ここがすごいところだと思う。なぜなのだろう。中学しか出ていないのに。しかも途中から、いじめにあって学校に行ってない。直截《ちよくさい》に聞いてみた。

「学校の成績は？」

「まったく良くなかった。宿題もしない。それほど勉強も好きではなかった」

うーん。なんでかはわからない。

「本をとにかくよく読む子だった。図書館から借りてきては、積んでおかずに、片っ端から読み続けた」。丸暗記やツメコミの勉強よりも、夢中で本を読んでいたことがよかったのかもしれない。

一六歳で暴力団の組長の奥さんになる。それでも彼女は生き返った。人生って、やり直せる。これがなんともいいのだ。誰でも、いつでも、人生はやり直せる。うれしくなった。

大平光代の魅力や人間性に惚れた。ついついぼくは聞きにくいことを聞いてしまう。「刺青《いれずみ》があっても生き直せるんですね」

彼女からは弁護士らしい賢明な答えが返ってきた。

「それマンガの話や」。煙《けむ》にまいてくる。「刺青をこれから入れようとする子どもがいたら、私は自分の経験から、温泉にも入れなくなるよとか話します。だけど、もう刺青を入れてしまった子だったら、後ろを向いていても仕方がない。前を向いて生きるしかない。私もそうしてきたと話します」

大平光代の生き方は、希望を与える。いじめにあったから、もうダメではないのだ。小学校や中学校の成績が悪くても、高校にも大学にもいけなかったけど、彼女は司法試験に合格して弁護士になった。

刺青があっても、前を向いて生きていくことができる。大平光代を見ていると、手遅れということはないことがわかる。

ぼくは再び質問した。「あなたは大平のおっちゃん（養父）がいなかったら、立ち直れなかった？」と。彼女は答えた。「誰でも生きるために誰かを必要としています。私にとっては大平のおっちゃんが必要だったのです。大平のおっちゃんは、クラブで偶然会った父の友人」

人生は面白い。先のことはわからない。だから、あきらめちゃいけないのだ。このおっちゃんのおかげで彼女は立ち直る。

中学卒業で、独学に近い形で司法試験に合格するには、自分の心をマネジメントする能力、生活をマネジメントする能力、自分の限られた時間をマネジメントする能力がどうしても必要である。その力が彼女のなかにあったのだと思う。その力は、たくさんの読書からきているのではないか。

　おっちゃんの存在は、きっかけをつくってくれた。人生にきっかけは大事。その上に運が必要だと思うが、もともと運に恵まれていたわけではない。不運の連続にもかかわらずというところがすごい。運がない人でも可能性があるんだ。普通の家庭の普通の少女が、理不尽ないじめにあって、どん底まで落ちて、浮上していく姿がすがすがしい。たくさんの子どもや、つまずいている大人たちにとって、彼女の存在は勇気を与えてくれる。

　好きな言葉は、「今こそ出発点」。いいなあと思う。いつでも人間は出発し直すことができる。あきらめたら、あかん。「だから、あなたも生きぬいて」。本の題名はくさいけど、その通りだと思った。

　頭の切れがいい。悲しみや苦しみをよく知っている。こんな人に世直しをしてもらいたいと思う。政治家にも向いているとぼくが言うと、「えへへ」と笑った。「とにかく優秀な弁護士に戻らなきゃ」。確かに。生きていくために、法律の問題でこの人を必要としている恵まれない人たちがたくさんいると思う。とりあえず、地道な弁護士活動に舞い戻る大平光代を、静かに遠くから見つめていたいと思う。

大平光代と気があった。「くらべない生き方」（中央公論新社）を共著で出した。彼女は結婚をした。子どもを生んだ。山の中に家もつくった。彼女の家に昼食を食べに行った。おどろいた。すべて手づくり。手をぬいていない。あきらめない生き方、みごとだ。

一度や二度、しくじっても人生は手遅れではない。学校で勉強しなかったなんて、いくらでも乗り越えられる。不登校でも大丈夫。これからが勝負。長くつとめた会社が倒産しても、リストラにあっても、同期入社の仲間に出世競争で差をつけられても大丈夫。大逆転はいくらでもできる。間違いない。

幸せはゆっくりやってくるものだ。焦らないで。

「いいんだよ、過去のことは」。過去なんかに押しつぶされないで

この国のリーダーたちは、がんばって、がんばって、良い国をつくってくれた。二〇〇六年のGDP（国内総生産）はほぼ五〇〇兆円で世界二位。おかげで本当に豊かな国になった。

でも、二〇〇〇年の世界価値観調査では、自分が幸せと思える人の比率は世界で二九位。豊かだけど幸せでない国らしい。ぼくたちはどこかで国づくりを間違えたのかもしれない。二〇〇五年の出生率一・二六、子どもも安心して産めない。一〇歳から一九歳の六〇〇人近い子どもたちが自らの手で未来を消している。なかには小学生もいる。とにかく自殺が多い国だ。悲しい。

ニートと言われる職業を持たない若者は、六〇万とも、八〇万とも言われ、リストカットする子どもが一〇〇万人近くいるかもしれないと言われている。引きこもっている子が、どのくらいいるのかわからない。この国はどうしてしまったのだろう。

若者たちが熱い思いで未来を語ってくれることが大事なのに。若者たちが住みにくい国なんておかしい。若者たちがイキイキと生きられる社会をつくるのは、大人たちの責任。

水谷修《みずたにおさむ》さんとお会いした。夜回り先生だ。いつも眉間にしわがよっているイメージが強い。

「いいんだよ、過去のことは……。明日に向かって一緒に生きていこう」。いいんだよ、が口グセのようだ。

うーん、すごい人とは思うけど、暑苦しいなあ。偉すぎてお友だちにはなりたくないと思っていた。

「世界の子どもがお金を求めますか、地位を求めますか、戦争を求めますか。子どもたちが求めているのは、親や周りの大人たちからの優しさや、愛なのです」

直球勝負でかっこいい。お会いして、ジェントルマンであることがよくわかった。

「優しい子をつくるだけではダメ。優しい社会をつくらなければいけない」

一日、一〇〇件以上のメールが入るという。リストカットや薬物依存、夜の街で騙され壊されていく子どもたちの声にじっと耳を傾け、不登校や引きこもりの子に向き合っている。

若者よ、悩まなくていい。悩んだって、答えが出ないことが多い。まず表へ出て、春をさがしてごらん、と夜回り先生は言う。

子どもの心のなかに入り込むのが実にうまい。と言っても技術ではない。一人ひとりに、ただ丁寧に接する。必ずネクタイにジャケットという、きちんとした服装で、優しく声をかける夜回りのときの姿勢を崩さない。夜回り先生の本は、読みやすい。文章に贅肉がなく、静かに語りかける独特の文体だ。たくさんの子どもが、この男のひと言で救われている。

夜回り先生の健康が心配。胸腺のリンパ腫という病気があるが、できるだけの治療をした後は、なるようにしかならないと割り切っている。すごい男だ。

水谷先生は寂しくないんですかと聞かれ、

「いつも寂しいんだよ、だから人のために生きる。誰かに笑顔をもらうため」

やっぱりかっこいいのだ。

こんなに子どもたちのために全力投球をしている夜回り先生のことを、家族はどう思っているのか。ぼくは疑問を持っていた。夜回り先生の生活は常軌を逸していると思っていた。しかしこの男のすごさがよくわかった。こんなメチャクチャな生活をしていても、家族が彼のことをよく理解しているのだ。ほっておけない子どもたちを、よく家に連れてきて預かっていたから、水谷先生の家族は、水谷修がやろうとしていることをよく理解しているようだ。夜回り先生はとにかくかっこいいけど、夜回り先生を支えている家族は、もっとすごいなあと思った。

水谷修にひかれた。なんと二人である週刊誌で、往復書簡をはじめた。男同士、恋文みたい。評判がよかった。「だいじょうぶ」（日本評論社）という本になった。

夜回り先生は言う。

「子どもたちを認め、誉めてあげる大人自身が、明日への希望や夢に満ち、輝いた目で語ることが大切。今の日本で、これができている大人はどれだけいるでしょうか。このところ私は、子どもたち以上に大人たちが病んでいるように感じます。どうぞみなさんの周りを見わたしてください」

やっぱり夜回り先生はすごい。元気に長生きしてもらいたい。みんなでもっと日本をよくしなくちゃあ。

過去がどうだとか、家柄がどうだとか、まったく関係ない。欠点やハンディは誰にでもある。そんなことに、気で負けてはいけない。人生に負けないぞって、時々、自分に言い聞かせよう。心は暗示にかかりやすいのだ。「私はダメな人間」って思っているうちに心が暗示にかかってしまい、本当にダメ人間になってしまう。大丈夫、大丈夫って。過去なんて大丈夫って言い聞かせていればいいのだ。ドンマイ、ドンマイ、なんとかなるさって思えるポジティブな心のそばに幸せは育ってくる。人の失敗にドンマイと言うだけでなく、自分の失敗にもドンマイ、気にするなって言ってあげよう。

人を大切にしてあげよう。それと同じくらい自分を大切にしてあげて。必ず幸せが見えてくる。

誰かのために生きると生き方が楽になる

乳がんの再発患者さんから電話が入った。車で四時間もかかる遠いところから。「助けて。治らないのはわかっています。傷から滲出液《しんしゅつえき》がダラダラと流れて、素人の私にはどうすることもできません」。電話の声は泣いていた。

四年前に手術を受けたが、すでにリンパ節へ転移をしていた。化学療法も受けたが坂道を転げおちるように悪化していった。すでに主治医はいっしょうけんめいではなかった。放射線治療を勧められた。「あっ、腫瘍があった。ここにも、ここにも」。主治医はフィルムを見て説明しながら、いたってのん気な言い方だった。「ここにも放射線をあてましょう」。場あたり的に、お気軽に、ドクターから言われた。患者の心をまったく理解してくれなかった。がんは数えきれないほど転移していた。大部屋で声をおさえて泣いた。

放射線治療も効果はなかった。手術をしてくれた主治医はとっくにサジを投げている。悔しかったけど、どうすることもできない。手術をした病院からは、治る見込みがない人は、入院させられないと言われた。冷たい言葉だ。確かに再発したがんは治る見込みが低い。彼女だってよくわかっていた。何もかもが嫌になった。

　さらに腫瘍は進行し、腫瘍が皮膚に浸潤し、ザクロのように割れて血性の滲出液が流れてきた。ガーゼを替えても替えても、ビチョビチョに濡れてしまう。臭いもすごい。仕事ができなくなった。がん性の胸膜炎のために、片肺はすでに潰れている。ちょっと歩くと息が切れる。頸部リンパ節の転移のため、気道が圧迫され、呼吸が苦しかった。

　ぼくのところにＳＯＳを入れたのだ。遠すぎるとお断りした。近くの病院を勧めた。治せないのはわかっている。滲出液をなんとかしてほしいと泣いている。結局、諏訪中央病院で診ることになった。緩和ケアではなく、まずザクロのように開いている乳がんをなんとかするしか、クオリティ・オブ・ライフを改善する道はなかった。どんな人にも生活の質が大切なのだ。

　縫い合わせるのは危険、わずかな可能性があるとすれば化学療法しかない。腫瘍内科医がきちんとデザインした抗がん剤の組み合わせに一縷《いちる》の望みをつないだ。彼女は、医療に失望させられ続けてきた。説明してもなかなか納得してくれない。

しかし、腫瘍内科の主治医が丁寧に時間をかけて説明した。本人は生きたいという思いと、すでに死を覚悟して、乳がんの滲出液の処理の仕方を教わり、痛みを止めてもらう緩和ケアを受ければいいという思いの両方で揺れていたのだ。揺れながら、どちらかというと彼女は生きたかった。子どもがいる。二人の子どもをなんとか育てたいと思っていた。これが大事だったように思う。自分を必要としている人間がいると思うことが、生きる力につながった。

生きたいと思った。

リンパ節への転移のため、首も腕も丸太のように太くなっていった。腫瘍内科医が選んだ新しいスタイルの分子標的薬ハーセプチンがよく効いた。頸部のリンパ節腫瘍も消えた。がん性の胸膜炎もよくなり、潰れていた片肺が膨らみだした。再発した腫瘍が消えた。二年間、厳しい治療に耐えたのだ。

看護学生の実習に積極的に協力してくれた。彼女の丸太のように太く重いリンパ性の腫脹《しゅちょう》をおこしていた腕を洗うのに、いつも看護学生がお手伝いをした。そのお礼だという。ぼくが校長をしている看護学校の文化祭で講演もしてくれた。前向きで、明るく、協力的で、ちょっとしたことに感謝する。奇跡が起きて、三年ぶりに仕事に復帰した。

それからしばらくして、反対側の乳房にがんが発症した。それでも彼女は負けない。前向きで明るい。再び乳房の手術を受けた。次々にがんが広がる。再発がんは治らないと言われているが、時にはありえるのだ、がんが消えることが。モグラたたきのようにこれからも闘いは続くのかもしれない。がんの芽が違うところに出てくる可能性はある。がんに負けない、あきらめないコツのひとつは、自分が必要とされていると思うこと。そして自ら生きたいと思うことが、生きる力につながるのだ。死ぬはずの病気で死なないことはいっぱいある。奇跡はあるのだ。科学的データを超えて生きることもよくある。だからあきらめないで。あきらめない心の向こう側に幸せが待っている。

人生とは何かとか、生きるとは何かとか、哲学的な命題はなかなか解きづらい。解けなくていいのである、生きることの意味なんてなかなか見えてこない。しかし、多くの場合、自分が誰かのために役立っているとか、誰かを喜ばせているとか、自分がいることで誰かほっとしている人がいるとか、それだけで人間は生きていけるのである。

生きるのに辛くなったとき、自分のことだけを考えずに、自分のことをそっと横に置いて、ばからしいかもしれないけれど誰かのために生きる。時には家族のためであったり、時には友人のためであったり、時には会社のためであったり、時には地域のためであったり、時には学校のためであったり、時にはクラスのためであったり。ちょっと考え方を変えてみると生き方がぐっと楽になってくることがある。きっと。

幸せは
見えないところで
遠いところではなく
あなたの近くで
あなたを待っている
幸せは
あなたが見つけてくれるときを
待っている
あなたの見かたを少し変えるだけで
きっと
あなたは幸せを見つける
がんばらないことが大事
あきらめないで
生きていればいい

解説

水谷　修

　そういえば今日、何年かぶりに、鎌田さんと電話で話をしました。鎌田さんは、地元長野県蓼科《たてしな》の山中を車で移動中。途切れ途切れの会話となりました。しかし、電話の向こうのいつも通りの、年の割には実に若い張りのある声、たくさんの元気をもらいました。ちなみに、髪の毛の量と白髪の数でわかるように、鎌田さんは、私より、年上です。

　鎌田さんと私が知り合って、もうすでに七年の月日が経《た》とうとしています。鎌田さんとの初めての出会いは、ラジオの番組でした。当然番組でご一緒する前から、鎌田さんのことは、チェルノブイリやイラクの子どもたちへの医療支援活動などを通じて、知っていました。すばらしい人だなと思う一方で、実は、何か苦手に感じていました。それは、鎌田さんのことばや文章の中にある楽天的なものが、どうも私のこころとぶつかっていたからです。この仕事は、お断りしようかなど考えていた私の背を押してくれたのは、妻でした。妻は、どうも古くから鎌田さんのファンだったようです。

「あなた、やったわね。鎌田さんと一緒の仕事なんて……。必ずサインを、この本にもらって来て」

この一言が、すべてを決めてくれました。それでも、こころに何かひっかかりを感じながら、ラジオ番組の収録場所である伊勢崎市に向かいました。

私は、今から二十二年前、昼の世界に背を向けた人間です。そして、二十二年間、夜の世界の子どもたちと寄りそって生きてきました。夜の世界で、ふてくされ昼の世界に戦いを挑む子どもたち、夜の世界で悪い大人たちの餌食とされた子どもたち、夜の暗い部屋で明日を見失い、死を語る子どもたち、彼らとともに生きてきました。なんとか、昼の世界に彼らを戻そうと。たくさん成功もしました。しかし、当然数多くの失敗を繰り返し、数多くの命も失いました。それらの日々が、私の顔から、笑顔を奪いました。そして、私のこころから、あらゆる楽天主義を消し去りました。

当時の私は、まさにその最前線で、いつもぴりぴりしながら生きていました。厳しい言い方をすれば、当時の私にとって、すべての大人は、私の大切な子どもたちを追い詰めつぶしている元凶、敵でした。そんな私にとって、大人である鎌田さんから感じる優しさや、温かさは、何か違和感のあるものでした。

でも、鎌田さんと会った瞬間、私は、もう鎌田さんの患者になっていました。ともかく、鎌田さんの優しい声、柔らかい手、温かいこころ、側にいるだけで、自分のぎらついたこころが癒やされていくのがわかりました。私は、すべてを理解しました。私が、いつも教員でいるように、そしていつも周りに何かを伝えよう、教えようとしているのと同じように、鎌田さんは、いつも医者。いつも周りを癒やそう、治療しようとしているのだと。この瞬間から、鎌田さんは、私のこころの主治医となりました。

あれから、鎌田さんと何通の手紙をやりとりしたでしょう。お互い忙しくて、本当にたまにしか会うことができません。でも、少なくとも三度は、美味《おい》しい食事と美味しいワインを楽しみました。私の妻は、いつもこういいます。

「あなたは、鎌田さんと出会えて、変わった。信じられないぐらい、大人に対して優しくなった」

私も、そう感じています。

鎌田さんとも、よく話すことですが、私たちは、大変な社会を作ってしまいました。いらいらして攻撃的な哀しい社会を。

私は、この社会や経済の閉塞状況の、すべてのはじまりは、一九九一年、つまりバブル経済の崩壊にあると考えています。バブル経済が崩壊するまでの日本には、夢がありました。五年一生懸命働いたら、アパート住まいからマンションに。十四、五年一生懸命働いて、子どもが小学校高学年になって手が離れたら、妻にもパートで手伝ってもらえば、郊外に庭付き、子ども部屋付きの家が買える。そして、そこから、娘を嫁にだし、息子には、家を残してやれる。バブルが崩壊するまでの日本では、努力したら報われる。まじめに勉強したら、まじめに働いたら、国も会社も必ず報いてくれる。この当たり前のことが、当たり前でした。それが崩壊して、すでに二十年以上、日本は、不況に苦しんでいます。

お父さんたちが会社に行けば、上司から、「もっと仕事を取ってこい。駄目な奴《やつ》だ。しっかりしろ、がんばれ」。あるいは、「会社の景気が悪くて、給料は一割カット。ボーナスはなし」。こう追い詰められいらいらしたお父さんたちは、家に戻り、「なんだ、この夕飯は。フロはまだか。うるさい、あっちに行け」とそのいらいらを、愛する家族にぶつける。それでいらいらしたお母さんは、「何、こんな点数を取って。ほら、のろのろしないの。何でこんなこともできないの」。

それを、愛する子どもたちにぶつける。

今、社会全体のいらいらが、社会で最も弱い子どもたちの元に集約されてしまっています。DV、虐待、いじめ、体罰、不登校・引きこもり、こころの病・自死、非行・犯罪・薬物乱用、今、私たちの社会が抱える、すべての問題の根は、ここにあると私は考えています。

また、バブル崩壊後の社会の閉塞性は、多くの日本人のこころから、信じあうことの大切さを、見失わせてしまいました。子どもたちに、「道で、優しい人がいたら、お前を誘拐しようとしているかも知れない。大声を出して助けを求め、逃げるんだよ」。こんなことを教えている社会に明日はあるのでしょうか。人と人との関係を、まずは疑うことからはじめる。こんな哀しいことがあるでしょうか。

このような社会に、ずっと一条の光を与え続けてきた、それが鎌田さんだと、私は感じています。チェルノブイリでも、戦火のイラクでも、東日本大震災の被災地でも、いつでも、鎌田さんは、最前線に。救いを求める子どもたち、人たちにいつも寄りそい、活動されています。

鎌田さんの数多くの著作に溢《あふ》れ出る優しさ。それを手にし、そして読む人たちのこころに、どれだけ生きる希望を、明日への夢を与えてくれたでしょうか。鎌田さんが、患者や子どもたち、苦しむ人たちに言う「がんばらなくていいんだよ」ということばには、限りない優しさと、明日への光があります。もうあなたは、一人で十分にがんばりました。これからは、一人ではありません。私がついています。一緒に、明日に向かって歩んでいこう、という想いがあります。私もそうですが、どれだけ多くの人たちが救われたか。

今、私たちの社会は、そして国は、さらに悪い方向へと進みつつあります。金持ちや権力を手にした人は、それなりの能力と努力があったから、それを手に入れることができた。社会的弱者は、その努力が足りない。こんなことばが、当たり前のように飛び交う、弱肉強食の時代が来てしまいました。他者のことを考える余裕もなく、自分の目の前のことしか考えることのできない人が増えてきています。ただ、自分さえ良ければいいと。

また、若者たちの間に、いや大人たちの間にすら、今さえ良ければいい。明日や未来のことなんて、どうせわからない。こんな刹那主義が横行してきています。哀しいことです。多くの人たちが、目の前に、足下に、すぐそこにあるたくさんの幸せに気づかず、しゃがみ込んでしまったり、ただ遠くを見て、失望してしまったりしています。

そんな、今幸せを見失ってしまっている人たちへの、大切な気づきの本が、まさにこの本です。「がんばらなくていい」、でも「あきらめてはいけない」。

これは、私を含めて、すべての人への、鎌田さんからの応援メッセージです。病や障がい、さまざまな苦労や苦難を抱えながらも、それに負けることなく、かといってそれと戦うのではなく、すべてを受け入れた上で、あきらめず、一歩一歩明日に向かって進んでいく、たくさんの人たちのことが、この本には書かれています。その一人ひとりの生き方、ことばが、こころに深く刺さってきます。そして、自分の生き方に対する反省が生まれてきます。

実は、私は、この一月から、ガンの大腸、胃への転移で、入退院を繰り返していました。一人、暗い病院のベッドで、永遠の無（私は、死をそう呼んでいます）へと、そろそろ行く頃かなと、何かあきらめの中でも、こころ静かな時を過ごしていました。もう自分は、この世界で十分働いた。そろそろ、次の人へとバトンタッチするときが来た。葬式は、やめてもらおう。ただ葬儀社で遺体は始末してもらい、お骨は、大好きな八ヶ岳に散骨。毎晩、ベッドでそんなことを考えていました。

そんな私に、出版社からの電話です。鎌田さんの本への解説を書いて欲しいと。困ったなとは思いましたが、鎌田さんからのご指名では、断るわけにもいきません。お引き受けし、鎌田さんへと連絡。鎌田さんから元気をもらい、何かこのまま、永遠の無へと旅立つことができなくなってしまいました。さすがに、鎌田さんは名医です。私も、このガンとの戦い、がんばりません、決して。もう十分に、私のからだもこころもがんばってくれました。でも、あきらめません。最後の日まで、きちんと生き続けます。

そういえば、今回、この解説を書くために、出版社から、本が送られてきました。妻が、あっという間に開封。「鎌田さんの本だ」と大喜び……。でも、そのあとに、「あなた、鎌田さんのサインがないじゃない。早急にもらって来て」。人の迷惑を考えずに、無理難題。でも、早急に鎌田さんとお会いして、久しぶりに一杯飲むことになりそうな気配です。楽しみです。

本書は二〇〇七年九月、朝日新聞出版より刊行された『幸せさがし』を文庫化にあたり、加筆・再編集の上、改題いたしました。

集英社文庫

がんばらないけどあきらめない

2013年5月25日　第1刷　　　　定価はカバーに表示してあります。
2020年1月15日　第2刷

著　者　鎌田《かまた》　實《みのる》

発行者　徳永　真

発行所　株式会社　集英社
東京都千代田区一ツ橋2-5-10　〒101-8050
電話　【編集部】03-3230-6095
【読者係】03-3230-6080
【販売部】03-3230-6393（書店専用）

印　刷　凸版印刷株式会社

製　本　凸版印刷株式会社

フォーマットデザイン　アリヤマデザインストア　　マークデザイン　居山浩二

ISBN978-4-08-745073-6 C0195